品质生活·悦动减肥馆

一个减肥球
就能让你瘦

有趣的减肥球运动让你瘦不停

【韩】金恩敬 著　武传海 译

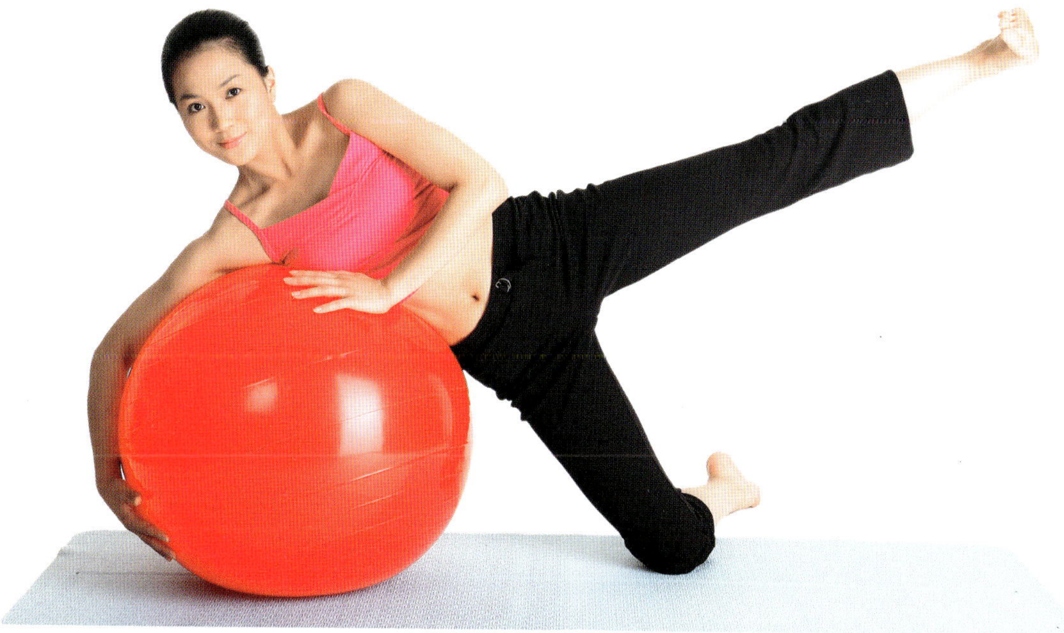

中国纺织出版社

图书在版编目（CIP）数据

一个减肥球就能让你瘦／（韩）金恩敬著；武传海译．—北京：中国纺织出版社，2012.7

（悦动减肥馆）

ISBN 978-7-5064-8610-1

Ⅰ．①一…　Ⅱ．①金…　②武…　Ⅲ．①瑜伽－减肥－基础知识　Ⅳ．① R247.4

中国版本图书馆 CIP 数据核字（2012）第 084021 号

다이어트볼 운동

著作权合同登记号：图字：01－2012－2529

策划编辑：尚　知　郭　沫　　特约编辑：冷寒风　　责任印制：刘　强

中国纺织出版社出版发行

地址：北京东直门南大街6号　邮政编码：100027

邮购电话：010－64168110　传真：010－64168231

http：//www.c-textilep.com

E-mail：faxing@c-textilep.com

北京汇林印务有限公司印刷　各地新华书店经销

2012年7月第1版第1次印刷

开本：787×1092　1/16　印张：10.5

字数：50千字　定价：32.00元

凡购本书，如有缺页、倒页、脱页，由本社图书营销中心调换

打造窈窕性感身材的减肥球运动

起伏的肩线，水蛇腰，紧致的翘臀，圆润纤细的双腿，这是大多数女人梦寐以求的身材。单是想象一下就令人心情愉悦，这种身材谁都想拥有，但现实是残酷的。每次都信誓旦旦地说："这次一定要减掉5千克！"而之后，不是有约会，就是要聚餐，好不容易忍受饥饿减掉一点肉，饱餐几顿之后，体重比减肥之前反而增加了，像这样的反弹现象很常见。或者下很大决心要减肥，办了健身卡，发誓每天都要去锻炼，结果也变成了三天打鱼两天晒网。尝试近来流行的瑜伽，最终也因为其动作和呼吸方法太难而无果而终。

有没有简单有趣又不发生反弹的减肥方法呢？有的！我郑重地向大家推荐减肥球运动。十多年来我一直从事各种运动的教授工作，像减肥球运动这样既能消除赘肉，又能增强身体弹性，还能塑造过人体型的运动少之又少，而且它很有趣，运动起来感觉更像是游戏，而不像是运动。

一般来说，减肥之后肌肉很容易下垂，而减肥球运动却能够使全身变得紧致结实。减肥球运动效果最明显的部位体现在腹部。要想使腹部平坦紧致，就要消除多余的皮下脂肪，强化腹部肌肉。减肥球运动能够均衡刺激腹直肌、外腹斜肌、内腹斜肌、腹横肌等腹部肌肉，强化平时不经常用到的肌肉，对消除赘肉有明显的效果。

做减肥球运动的同时，一定要辅以肌肉运动。如果不做肌肉运动，只做有氧运动或者饮食调节的话，减掉的肉一定会重新长上去。与肌肉运动一起进行比只做有氧运动减肥的速度更快。因为这样的组合运动能够提高人体基础代谢率，消耗更多热量，所以能提高减肥的效果。

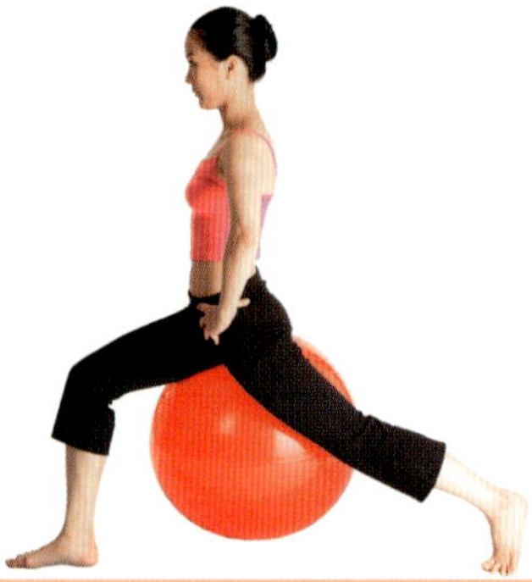

不要因为减肥球运动能够刺激和锻炼肌肉，就误以为肌肉会无节制地生长。女性的肌肉量仅是男性的60%，由于女性内分泌会阻碍肌肉的生长，所以女性的肌肉没有男性那么发达。

减肥球运动既是体力运动，又是有氧运动。特别是其集娱乐和运动于一身的优点，让减肥球运动在全世界备受青睐。因为减肥球不会给身体造成压力，所以运动起来比较安全。在减肥球上保持平衡的过程中，能够提高人体调节运动的能力，所以减肥球运动能自然而然地矫正姿势，使身材变得好看。此外，减肥球运动和哑铃操运动同时进行，还会有事半功倍的效果。练习者可以根据自己的水平，自由调节运动的强度。

与其他运动相比，减肥球运动的最大优点，是能很快地看到运动效果。坚持一个月，就会感觉身体轻便很多。身体轻便了心情自然就愉悦，每天都会过得很快乐。坚持三个月，腹部就会变结实，姿势基本端正，特别是臀部，会变得弹性十足，肩膀和腰部的疼痛感也会消失殆尽。即使坐在书桌前一整天，肩膀也不会有僵硬或酸痛感。

骨瘦如柴的身材绝对不是漂亮的身材。身体虽然苗条，但是如果伴有消化不良、便秘、贫血、厌食症等病症，也不是我们所希望的。如果全身的肌肉得到均衡刺激，窈窕性感的身材自然就会产生。让我们与承诺健康和美丽的减肥球运动一起，创造轻松愉快的美好生活！

金恩敬

PART 1

有趣的减肥球运动 让你瘦不停

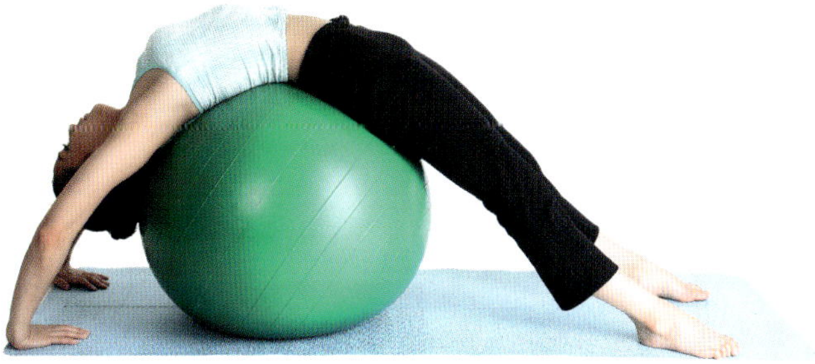

PART 2

玩转减肥球 塑造迷人颈部线条

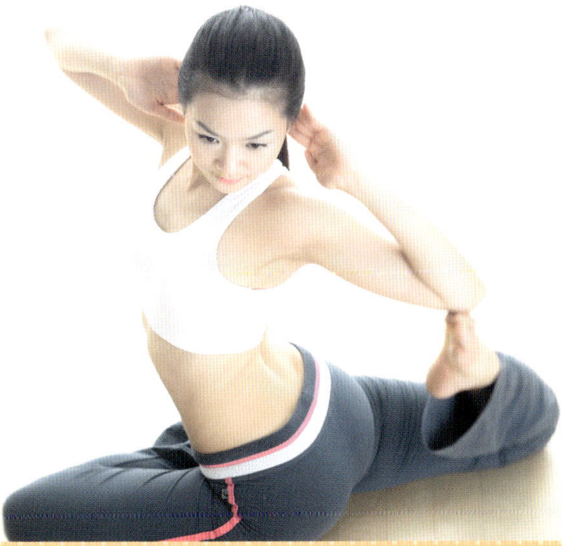

PART 3

玩转减肥球 修饰玉润手臂

PART 4

玩转减肥球 塑造挺拔背部

PART 5

玩转减肥球 打造傲人美胸

PART 6

玩转减肥球 狂甩肚皮肉

PART 7

玩转减肥球 紧实圆润翘臀

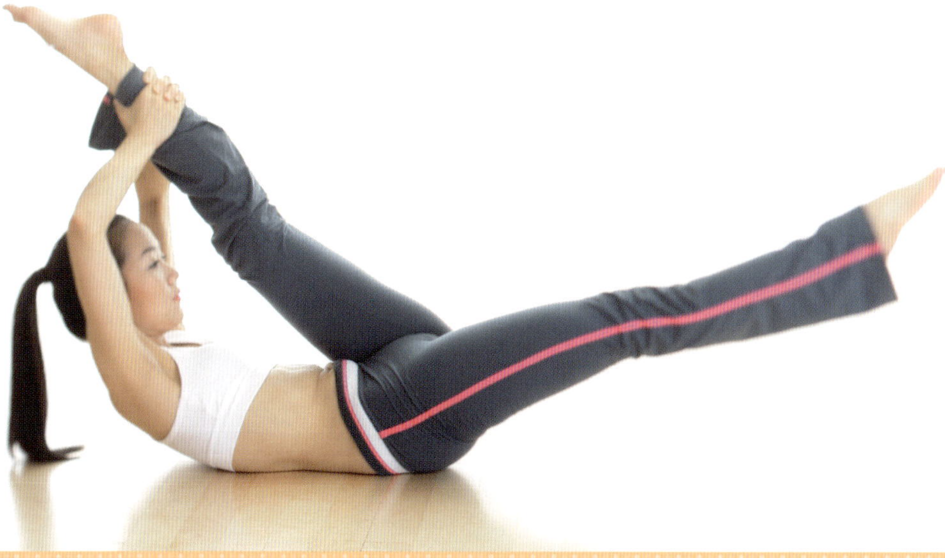

PART 8

玩转减肥球
纤瘦修长美腿

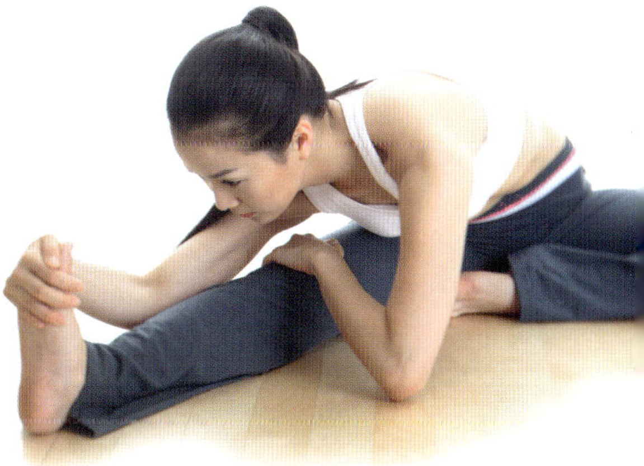

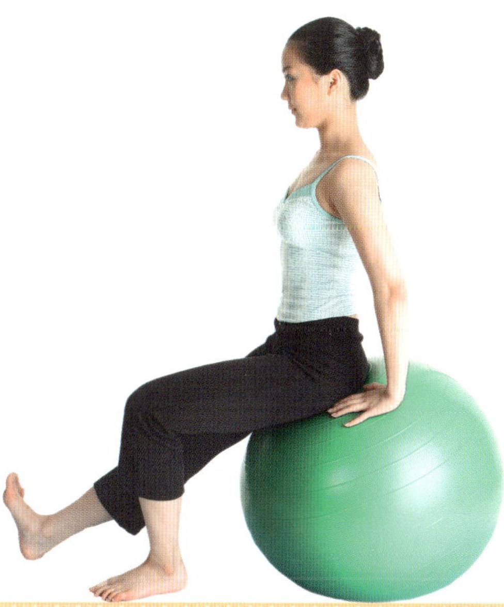

PART 9

玩转减肥球
全身赘肉无影踪

减肥球，应该这样玩

本书介绍的是用减肥球打造窈窕身材的有效方法。从适合初学者的简单姿势到高难度的姿势，内容由简入难，适合不同人群。

全书共分为9个章节，PART 1介绍了减肥球运动开始之前一定要掌握的基本常识和准备姿势以及准备运动。PART 2 ~ PART 9介绍的是消除身体各个部位赘肉、打造完美身材的运动方法。分别以塑造女性最梦寐以求的苗条大腿和腰线、消除顽固的腹部赘肉、完美上身所必备的胸部和手臂、紧实俏皮背影的臀部以及甩掉背部和腰部赘肉等为例，集中介绍了这些部位的运动方法。

练习者可以按照每个章节介绍的顺序进行运动，也可以从中挑选几种运动来进行。本书根据运动的难易度将其分为初级、中级和高级，大家可以选择适合自己水平的运动来进行练习。同时，书中也介绍了运动的其他活用方法以及运动过程中的注意事项，让练习者在不给身体造成压力的同时取得最佳的运动效果。特别指出的是，减肥球运动根据手脚的放置位置不同，运动强度也有差异，即使同样的运动，双脚并拢或者双臂伸直来进行，难度就会增加，变成高难度的动作。

每个章节还介绍了运动前后放松身体、增强身体柔韧性的伸展运动。正确的伸展运动可以给身体注入氧气，让身体的各个部位充满生机和活力！

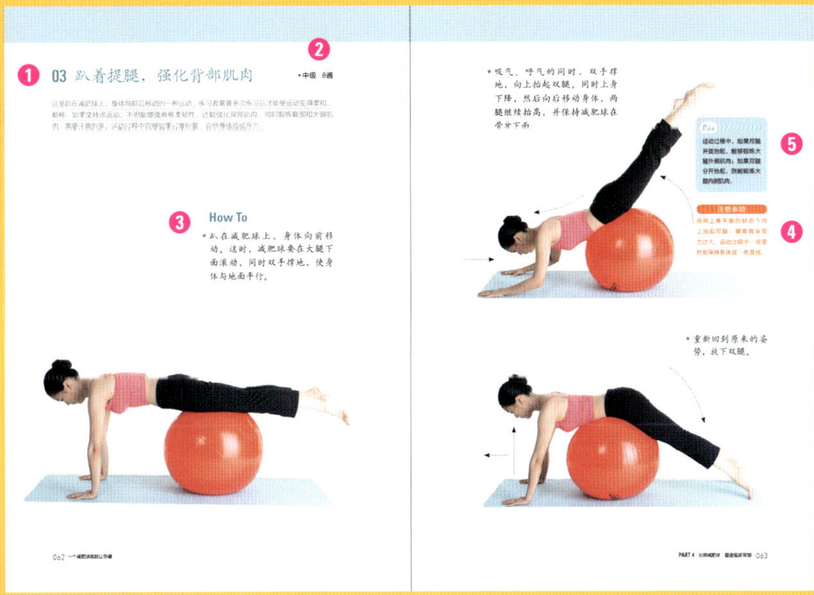

1

综合介绍减肥球运动。包括运动方法、瘦身效果以及健康疗效的说明。

2

运动的难易度不同，为了让练习者可以根据自己的实际情况选择不同难度的运动，本书将运动分成了初级、中级和高级。同时标识了运动的遍数，告知练习者适当的运动量。

3

详细介绍减肥球运动的方法。书中按照顺序都做了标识，方便练习者查找。全书没有冗词赘句，动作说明干净利落，让初学者也容易理解。

4

本书对运动过程中的注意事项也做了说明，着重提及了容易失误的姿势，帮助练习者以更正确的姿势进行运动。

5

除了主要运动方法，还介绍了运动的活用方法。给那些想要提高运动强度或增强运动趣味性的练习者很大帮助，参照这些方法可以让运动更有效果。

特别提醒：本书每个动作都有Ready（准备）、Action（动作）、How To（如何做）、Point（要点）的详细解读，简单、方便、易学。

PART 1

有趣的
减肥球运动
让你瘦不停

这是一个摸上去圆鼓鼓的、似乎要爆炸的减肥球。在正式开始运动之前，让我们先来认识一下减肥球运动。如果了解了减肥球运动，对于如何打造出窈窕性感的身材将会变得更加有趣。那么现在，就让我们来尽情感受人见人爱的减肥球运动的魅力吧！

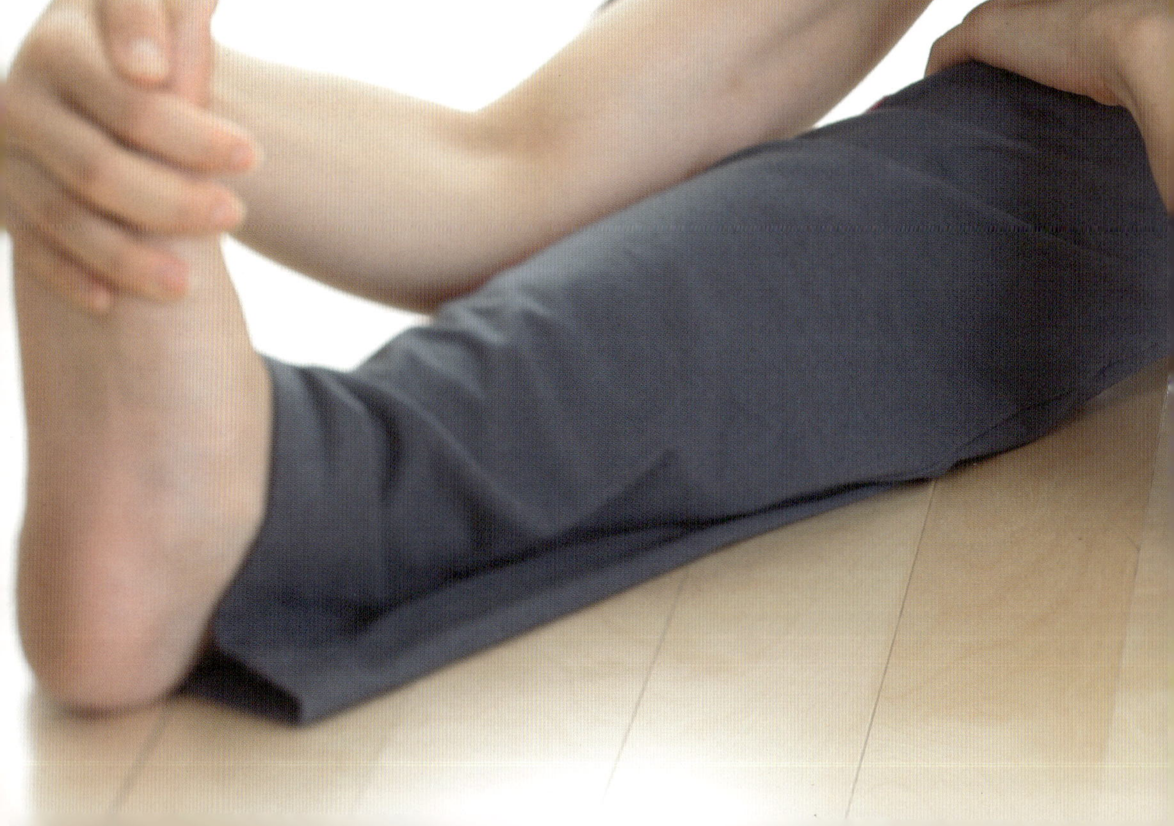

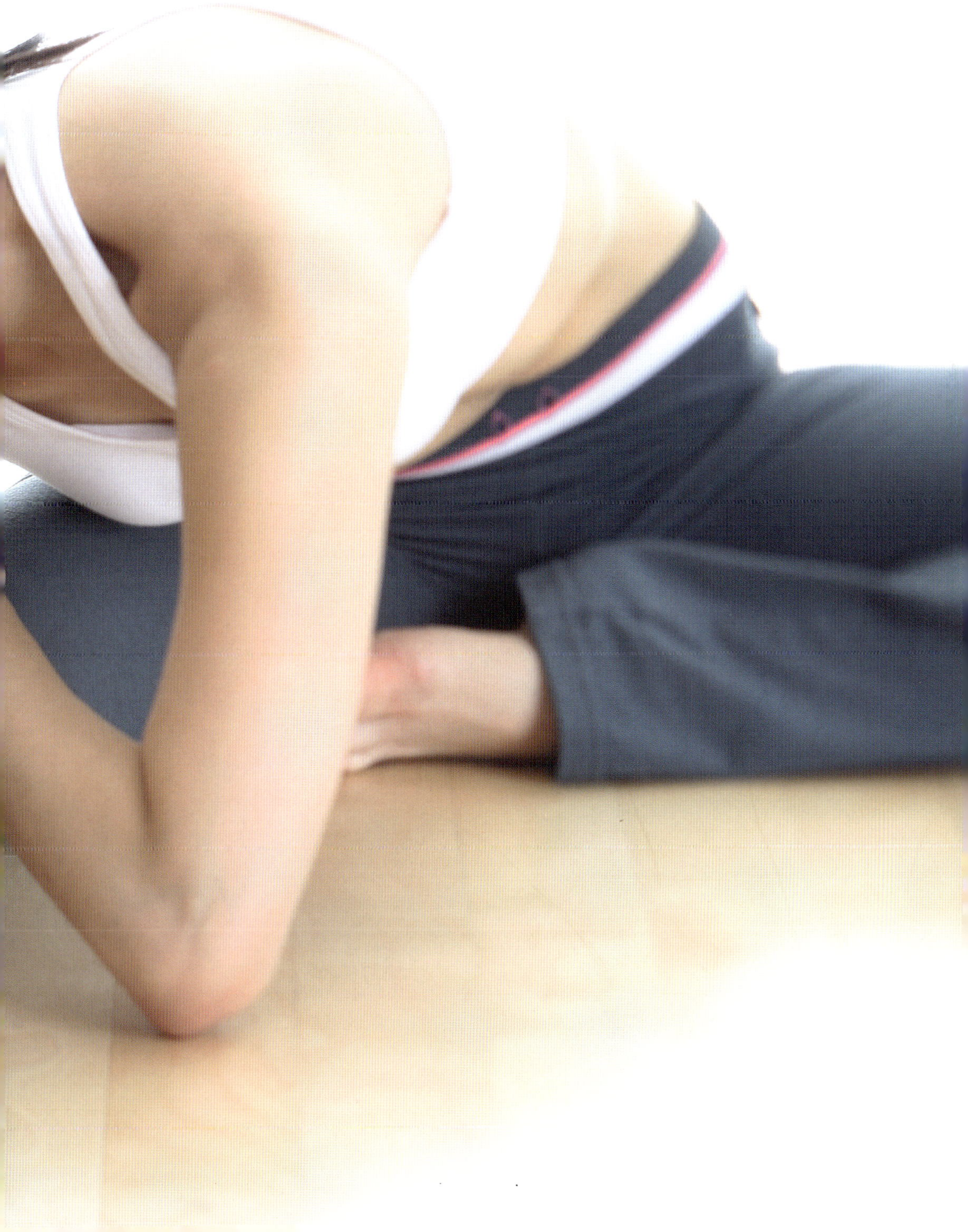

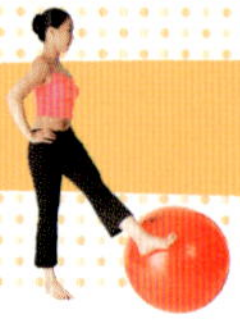

减肥球是什么

减肥球是什么？谁最先发明了它？它有什么效果？如何用一个表面上看似普通的球来做运动？很好奇吧，那么现在就让我们来揭开减肥球的神秘面纱。

减肥球最早出现于20世纪50年代，是当时瑞士的一名儿科大夫为了提高脑源性麻痹患者的均衡感知力和平衡反应力而最先应用的，所以，减肥球又称“瑞士球”（又名“健身球”）。

而真正把减肥球发展成为一种运动的，则是舞蹈家斯蒂芬（Stephane）和她的教练迈克·莫里林（Mike Morrison）。他们的努力，让减肥球运动不仅成为运动员们强化体力的工具，在韵律操和健身节目当中也被广泛应用。

那么，减肥球广受青睐的原因是什么呢？

• 首先，轻巧便于携带

很多运动器械要么笨重，要么干脆无法挪动。但是减肥球正好相反，运动结束后只需放掉球内气体，就可以轻便携带。并且，减肥球便于保管，抽屉内、书包里、搁板上，都可以随意放置。基于它的便捷性，减肥球运动成为随时随地都可以进行的一种运动。

· 其次，价廉且结实

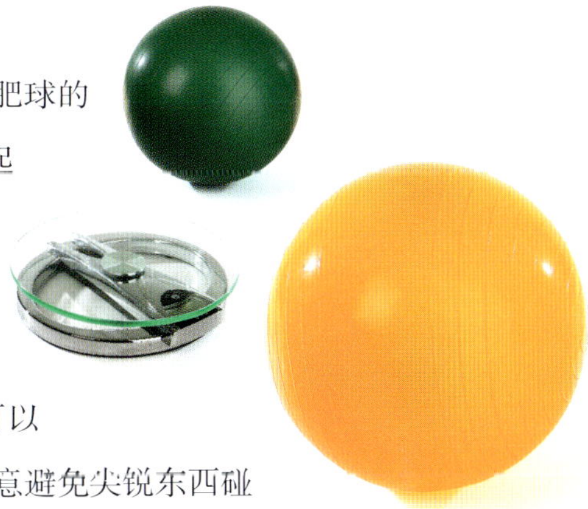

根据材质的不同，减肥球的价格略有差别，但是比起其他的运动器械，减肥球可以称得上是物美价廉。由于减肥球使用的是特殊材质，所以可以承受很大的重量。只要注意避免尖锐东西碰触，减肥球的使用寿命可以很长。

· 再次，亲切和舒适

减肥球又滑又软的特质，让练习者很快就能熟悉它并对其产生兴趣。所以减肥球运动又是一种老少皆宜的运动。

· 最后，减肥球作为运动器械被认为是最安全的一种

与那些设计烦琐，稍微操作失误就报废的器械，以及那些有棱有角，一不留神就会被划伤的器械相比，减肥球几乎没有任何缺点，非常好驾驭，危险性很小。

综上所述，减肥球与其他运动器械相比有更多优点，所以在欧洲，很久以前就已经广泛流行。现在韩国对减肥球运动也越来越关注，运用减肥球来健身的人也日益增多。

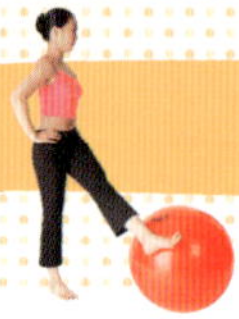

减肥球运动的优点

你现在正坐着吗？那么请审视一下正在坐着的自己。腰是不是弯曲的？背有没有靠在沙发上？肩膀是不是僵硬且有疼痛感？如果你有上述症状，那么现在就开始做减肥球运动吧！

• 横扫全身赘肉，重塑完美身材

用减肥球可以完成瘦身所需的全部动作。比如放松肢体的伸展运动，消耗能量、燃烧脂肪的有氧运动，锻炼肌肉、增强身体弹性的肌肉运动，以及刺激平时不用的肌肉，消除赘肉的运动等，可以说减肥球运动对于瘦身来说是无所不能的。而且，对于腰部、背部、腹部、腿部肌肉的强化，以及调节机体自身平衡能起到促进作用。所以，只要坚持做减肥球运动，就能重塑完美身材曲线。即使用减肥球重复同样的动作，也比其他运动的效果好很多。

为了取得最佳效果，减肥球运动的每个动作必须持续5~10秒，坚持早晚有规律地进行。

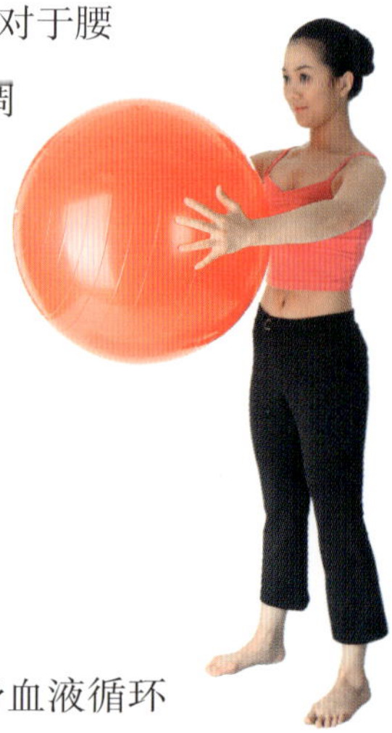

• 强健身心

只有保证身体各方面均衡，才能使全身血液循环通畅和肌肉协调。如果血液循环不通畅，就会引起慢性头疼、失眠、忧郁症以及肩膀酸痛等症状。

减肥球运动是运用了球体运动的特质，练习者只要能在减肥球上保持平衡，身体各部位自然而然就变得均衡了。先从简单的动作开始学习，循序渐进、持之以恒，身体慢慢就能强健起来。

• 端正姿势，塑造体型

如果身体的姿势不端正，会影响消化和排泄功能，致使功能下降；如果身体循环不通畅，会使毒素和宿便长时间淤积在体内，难以排出。减肥球运动可以有效缓解这些问题。想要在减肥球上坐稳，首先身体要自然舒展，要摆出正确的姿势，久而久之，身体的姿势自然就端正了。而且减肥球运动还能强健脊椎，矫正驼背和弯腰，舒展肩膀，让姿势和体型更趋完美。特别是对于久坐办公室的白领们，减肥球运动对缓解肩膀和腰部的疼痛、舒展肌肉有很好的效果。

• 简单、有趣

减肥球运动特别简单，排斥甚至讨厌运动的人也能喜欢上它。想要稳坐在球上面，全身肌肉必须均衡用力才能支撑起身体，看起来像是在玩，而得到的实际运动效果是巨大的。试想一下，坐在减肥球上面或翻滚跳跃，就如同回到了烂漫的孩提时代，从而让人兴趣倍增。只有像这样毫无负担地、轻松地把身体交给减肥球，才能取得最佳的运动效果。

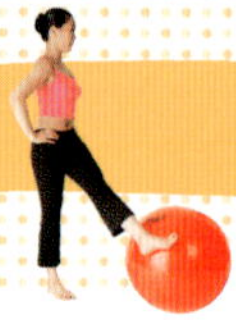

近年来，儿童肥胖问题越来越严重，而肥胖儿童的一个共同特点就是不喜欢运动，对于这些孩子来说，减肥球运动就是非常好的减肥方法。任何事情，如果带着兴趣去做，就会有事半功倍的效果。减肥球运动就是要把运动变成一种乐趣。

• 安全

减肥球运动人人皆可，行动不便的人也可以安全进行。由于减肥球运动是运用球的阻力来强化肌肉，不会对关节产生冲击作用，也不会使身体过分紧张，所以运动者可以自然流畅地完成动作。

根据球的弹性不同，动作的稍微变化，运动的强度就会不同。初学者要从简单的动作开始，循序渐进，熟练后逐渐增加动作难度。

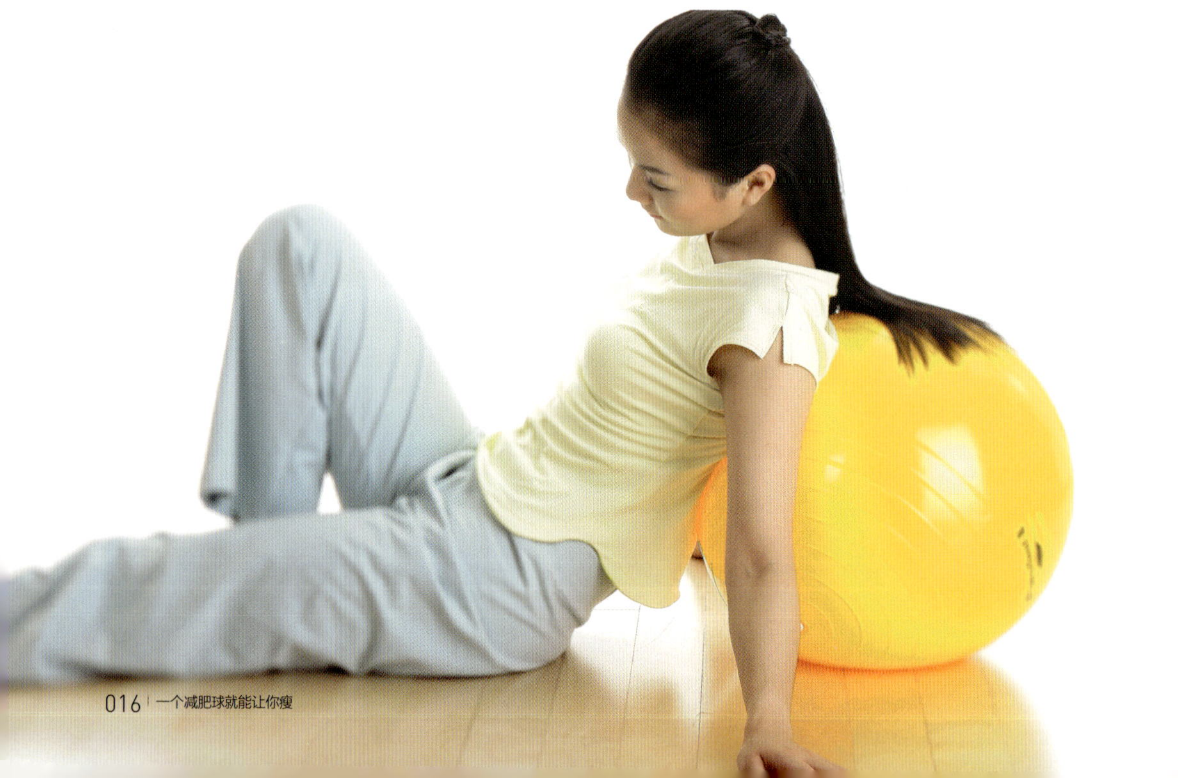

运动前的准备工作

是不是惊叹减肥球运动的乐趣和效果而已经跃跃欲试？那么，为了提高运动效果，正式开始运动之前，让我们先了解一下必备物品和注意事项。大小合适的减肥球、合身的着装以及充分的心理准备，不仅会让减肥球运动更有趣，还能取得意想不到的运动效果。

• 选择适合自己的减肥球

选择减肥球的标准：身高。身高越高，选择的减肥球半径一般越大。虽然进行实际运动的时候，球不是胀满的，但是选球的时候，要以球体最膨胀时的大小为基准来选择。减肥球的直径一般为45厘米、55厘米、65厘米、75厘米，以直径55厘米、65厘米居多。对大部分女性来说，直径55厘米的球应该比较合适。如果坐在球上面，小腿与臀部正好成直角，或者臀部稍微偏上，这样大小的球最合适。

减肥球运动初学者要选用稍瘪的、软一点的减肥球，逐渐熟练后可以换膨胀一点的减肥球。因为球越膨胀越难保持平衡，运动的强度也就越大。

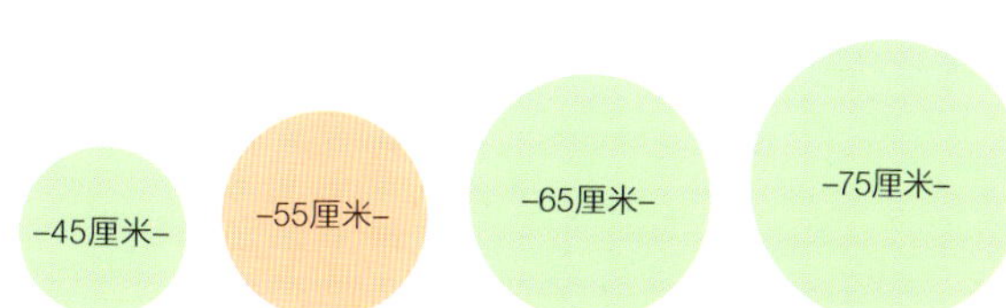

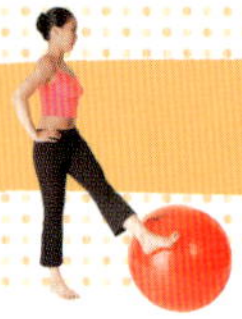

• 减肥球充气

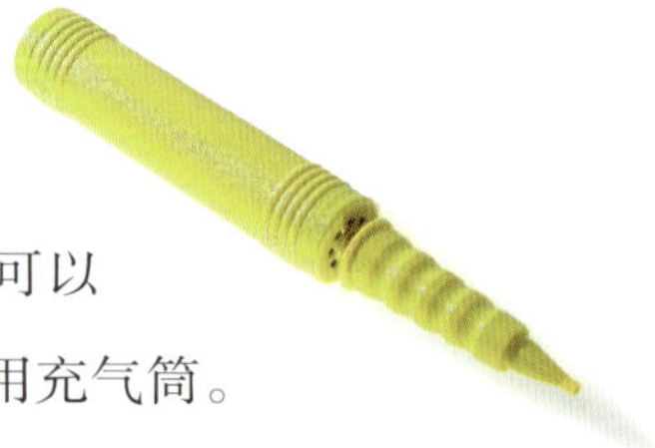

选好减肥球之后，接下来就是给减肥球充气。充气用的工具可以选择气球专用打气筒或者自行车用充气筒。拔掉充气口的塞子就可以直接充气，充气过程中要时刻测量球体的高度以防过度膨胀。太过膨胀容易使球破损。如果是冬天在寒冷的室外充气，则要比平时少充15%～20%，因为一旦进入到暖和的室内，减肥球会有爆破的危险。还应该注意的是，暖风机、暖炉等会弱化球体表面强度，所以请勿靠近。

若要排出减肥球内的气体，找一个排气针（瑜伽球一般都有配送，运动品店也有售），然后拔掉减肥球的气栓，塞到充气口，就可以排除空气。

清洗脏了的减肥球时，可将柔软的布浸在温水里，再辅以肥皂擦拭即可。

• 适合减肥球运动的着装

减肥球运动的着装没有特别规定，但是太过宽松的衣服会妨碍运动，所以应以紧身衣为宜。一般要选择吸汗和透气性好的棉质布料。尽量避免超短上衣和短裤，因为皮肤流汗的时候与球面接触，使球面过于黏滑，不利于固定减肥球。带有拉链或者纽扣的衣服容易划伤球面，所以应该尽量避免。

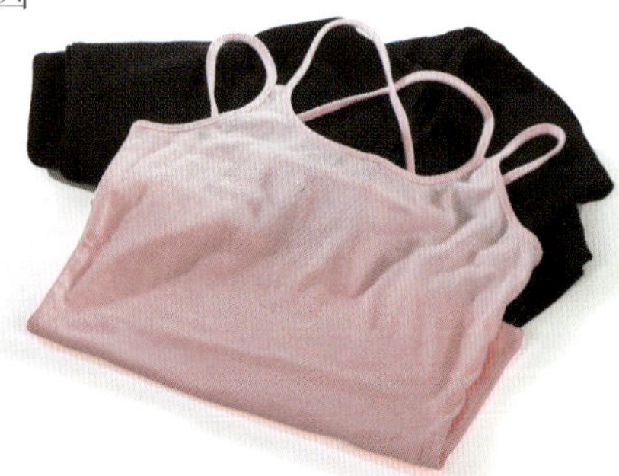

开始运动之前，应先脱掉袜子，摘下手表、戒指、项链、耳坠等饰品。

• 其他必备物品

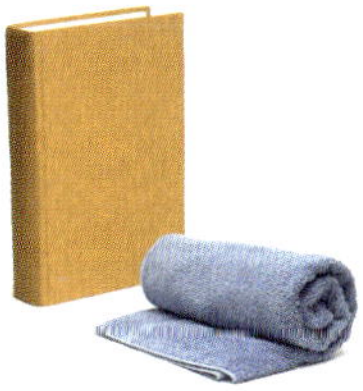

必备物品 1 垫子

场地太硬的话会不舒服，太软了则难以把握姿势，所以有必要准备一个垫子。垫子可以有效防止身体打滑，保持正确姿势。

必备物品 2 毛巾

减肥球运动着重于伸展全身，放松肌肉，所以稍作运动就会大汗淋漓。减肥球沾上汗水之后要立刻用毛巾擦干净以防止打滑，使运动安全进行。

必备物品 3 水

有人说运动的时候喝水会长肉，所以运动过程中要强忍干渴。其实这种做法是错误的。

运动时出汗过多，体内水分随汗排出，这时需要补充比平时更多的水分。减肥球运动也是如此，运动过程中要不断地补充水分。当然，这不是说要喝饱为止，而是适当地补水，以能缓解干渴为宜。

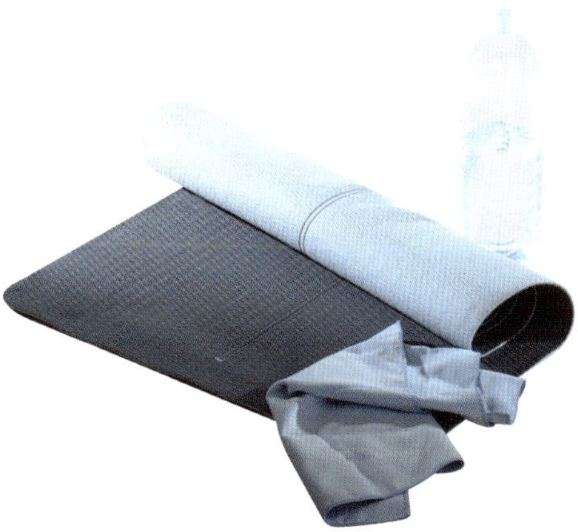

• 正确的呼吸方法能增强运动效果

正确的呼吸方法不仅能增强血液循环，还能促进体内淤积的宿便和毒素的排出。减肥球运动过程中，推球或者肌肉用力的时候要吸气。例如，做腹部运动时，在减肥球上引体向上的时候要吸气，重新回到原来姿势时则要呼气。但是最好的方法是均匀呼吸，如果感觉困难的话，就像平常一样自然呼吸即可。

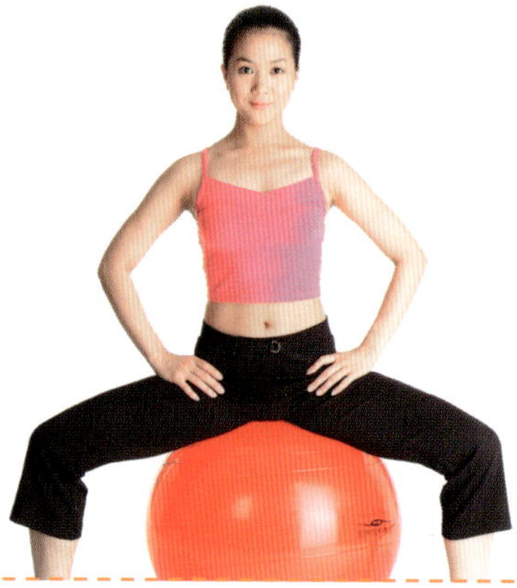

• 消除心理紧张

运动的时候不能急于求成，要身心放松。心情放松了，身体也自然会变得无拘束。如果肌肉紧张，进而带动全身变得紧张，这样容易在运动中受伤。让我们通过内心的平静寻求身体的平衡，以放松的心情去运动，才会取得事半功倍的效果。

减肥球运动效果不会立竿见影，不要因为暂时看不到效果而中途放弃。只要坚持减肥球运动，总有一天你会发现，全身的肌肉变得紧致结实了，身材曲线也日趋完美了。为了这一天的到来，做减肥球运动的时候不要仅仅局限于一个动作，而是要多个动作交替进行，尽情享受减肥球运动带来的无穷乐趣吧！

- 特别注意事项

1 减肥球运动是一种可以为行动不便者提供治疗的且对身体无任何压力的安全运动。但是患有脊椎疾病，或者受伤正在接受治疗的患者，必须征得医生的同意才能开始运动。

2 运动过程中如果感到钻心的疼痛，请马上停止（如果是肌肉拉伸产生的疼痛则一般没有关系）。特别是初学者，要循序渐进，给身体慢慢适应的过程。哪怕是做一个动作，也要准确地、全神贯注地完成，这样才能取得最佳效果。

3 运动过程中如果感觉某个动作有难度，不要急于求成，先熟练运动方法，再一步步进行。因为姿势不正确容易诱发疼痛，而且往往在身体适应之后，之前做不好的动作会变得轻而易举。

4 运动开始前还要确认一下，周围是否存在构成潜在危险的障碍物。

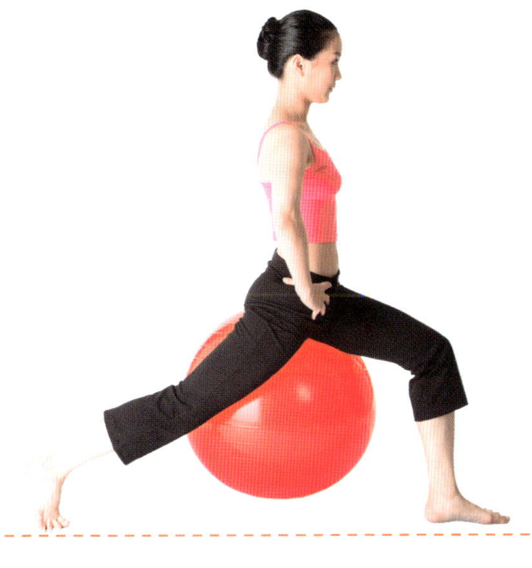

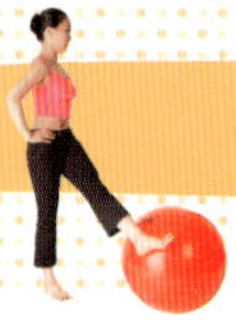

• 增强运动效果的秘诀

减肥球的特性之一是易翻滚。想要在球上保持平衡，移动的时候必须使身体紧靠减肥球，这样身体的重心自然就会转移到身体与球体接触的地方。而且躺下、趴着或者侧卧的时候，肚脐和腰线的重心就会正好与减肥球的圆滑曲线相吻合。

▷ **记住以下四个要点，会让初学者练习起来更加轻松。**

第一，收紧腹部和腰部。

第二，摆正姿势。

第三，精力集中于运动部位。

第四，呼吸起来。

正式做减肥球运动之前，需要先进行热身运动，如走路、爬楼梯、慢跑等，持续5～10分钟直到肌肉放松。减肥球运动结束后也要做一下伸展运动来放松肌肉，防止肌肉酸痛。

一套运动宜按照8～12遍进行，熟练之后可增加到2～3套的量。初学者以一套8遍最为合适。

做减肥球运动的同时，每周至少还要辅以2～3次、每次30分钟的有氧运动，这样才能在减轻体重上达到预期的效果。

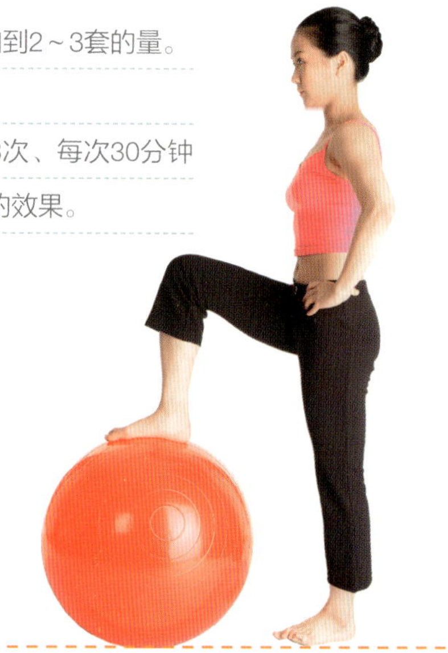

开始减肥球运动之前

• 一周做几次

有氧运动以每周3次、每次30分钟为宜。肌肉运动以每周2～3次、每次2～3套、每套8～12遍为宜。初学者开始可以先做1套，熟练后再增加套数或者遍数。

• 减肥球运动结束后的休息时间

运动后一般容易产生肌肉疼痛，所以要尽量避免每天重复做同一部位的肌肉运动。运动后身体小块的肌肉需要休息48小时，大块的肌肉需要休息24小时。

• 伸展运动何时做

当准备运动完成后，趁肌肉发热的时候做伸展运动最为合适。减肥球运动结束后，也要给运动部位做伸展运动，因为趁肌肉有弹性的时候做伸展运动效果最好。做伸展运动时，精力要集中在运动部位，要确切地感觉到运动部位的肌肉受到刺激。需要注意的是，运动时绝对不能使用反冲力，否则可能会产生副作用。而且运动时要使肌肉有轻微的疼痛感，这样才能增强身体的柔韧性。轻松的伸展运动要做8秒钟以上，如果想要增强身体柔韧性，以30秒钟以上为宜。

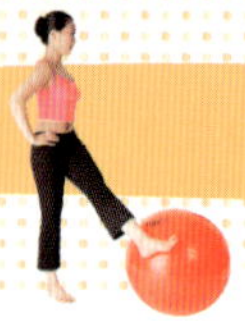

亲近减肥球，甩掉赘肉

文字说明看起来似乎有点难度，但是运动起来却非常简单。与其把减肥球运动当成一种运动，不如当做是跟胖胖的减肥球一起做游戏。想象着孩提时代骑着橡皮球兴致勃勃玩耍的情景，身体自然就会放松了。

• 保持身体重心的准备姿势

减肥球圆滑且有弹性，所以易滚动。练习者如果姿势不正确，会很容易从球上倾倒，所以一定要把身体的重心放到球中央位置。坐在球上，或者起身的时候，必须要保持从头顶到骨盆的中心成一条直线。

首先，坐到减肥球的中央，两腿分至骨盆宽度，将膝盖弯曲成直角。上身必须要以正确的姿势舒展。腰脊伸直，不能弯曲，同时胸部稍稍挺起，放松肩膀。下巴低向胸部，与胸部之间留有一个拳头大小的空间。眼睛正视前方。

不管是坐着还是站着，都要抬头挺胸。只有腹部、腰部、臀部和大腿内侧收紧了，才能在球上保持平衡。所以这时要用力收腹，使腹部向背部的方向贴紧，腰部伸直。从旁边看，耳垂、肩膀、腋下、骨盆要在一条直线上。这个动作能够紧致腹部，强化腰脊，还能消除颈部和肩膀的疼痛。

How To

- 坐到减肥球中央，将两脚分至骨盆宽度，将膝盖弯曲成直角。
- 放松腰脊和肩膀，下巴低向胸部，与胸部之间留有一个拳头大小的空间，眼睛正视前方。
- 腹部、腰部、臀部和大腿内侧收紧，腹部向背部靠拢。
- 从耳垂到肩膀、腋下、骨盆成一条直线。

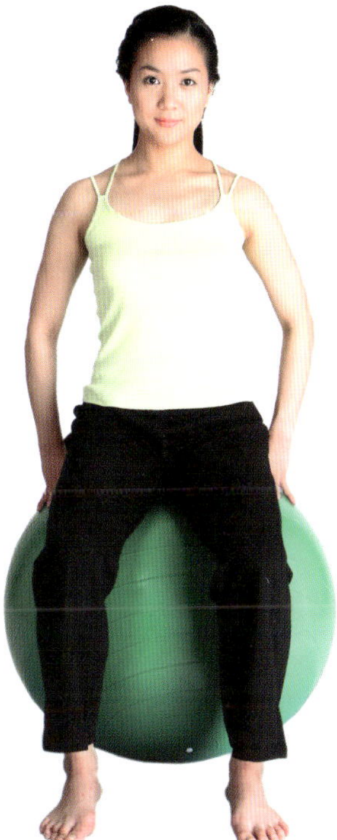

［正面］

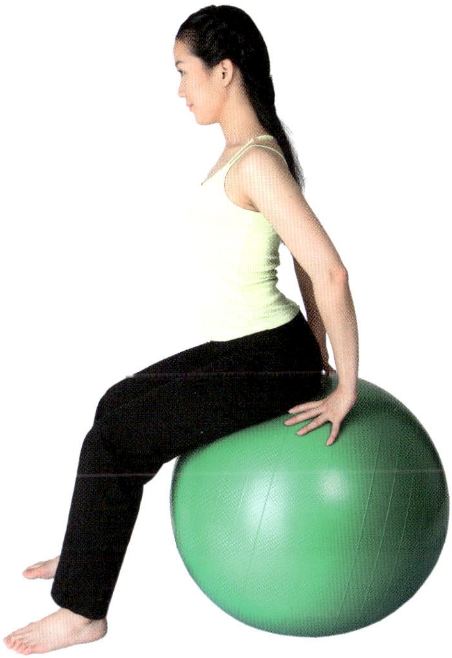

［侧面］

• 使运动效果事半功倍的准备工作

旋转骨盆是开始减肥球运动之前，舒展腰脊和骨盆的准备运动。因为脊椎是靠骨盆来支撑的，所以只有强健的骨盆才能对脊椎起到保护和强化作用。这种左右移动减肥球的运动，还能够紧致腹部和腰部，使腰肢柔韧且富有弹性，令脊椎更加结实有力。

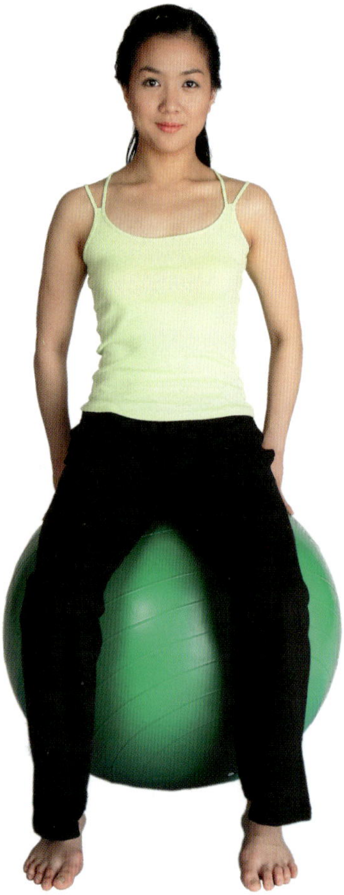

Ready

- 坐在减肥球上，挺直上身，双脚分至骨盆宽度，同时膝盖弯成直角。颔首，直视前方，把双手平放在减肥球上。

Action

- 利用骨盆和腰部的力量前后移动减肥球4次。

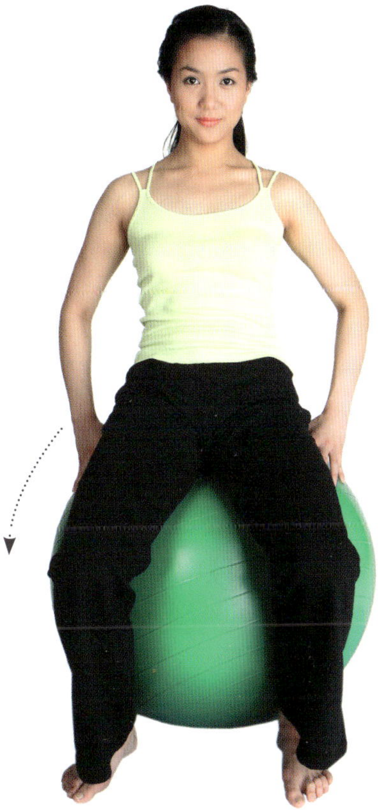

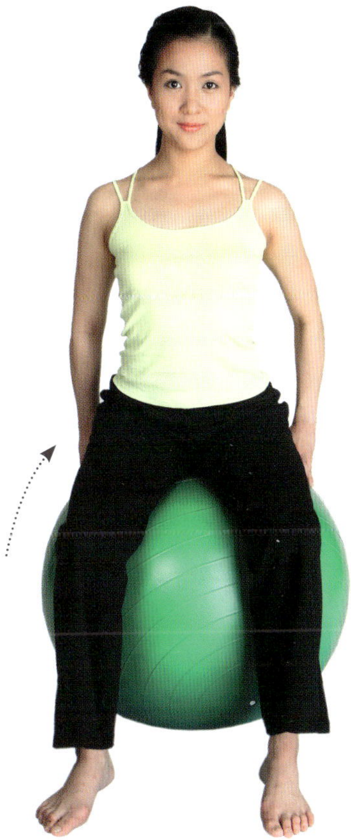

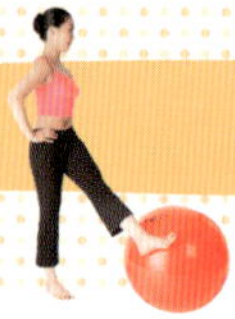

• 利用骨盆和腰部的力量，左右移动减肥球4次。

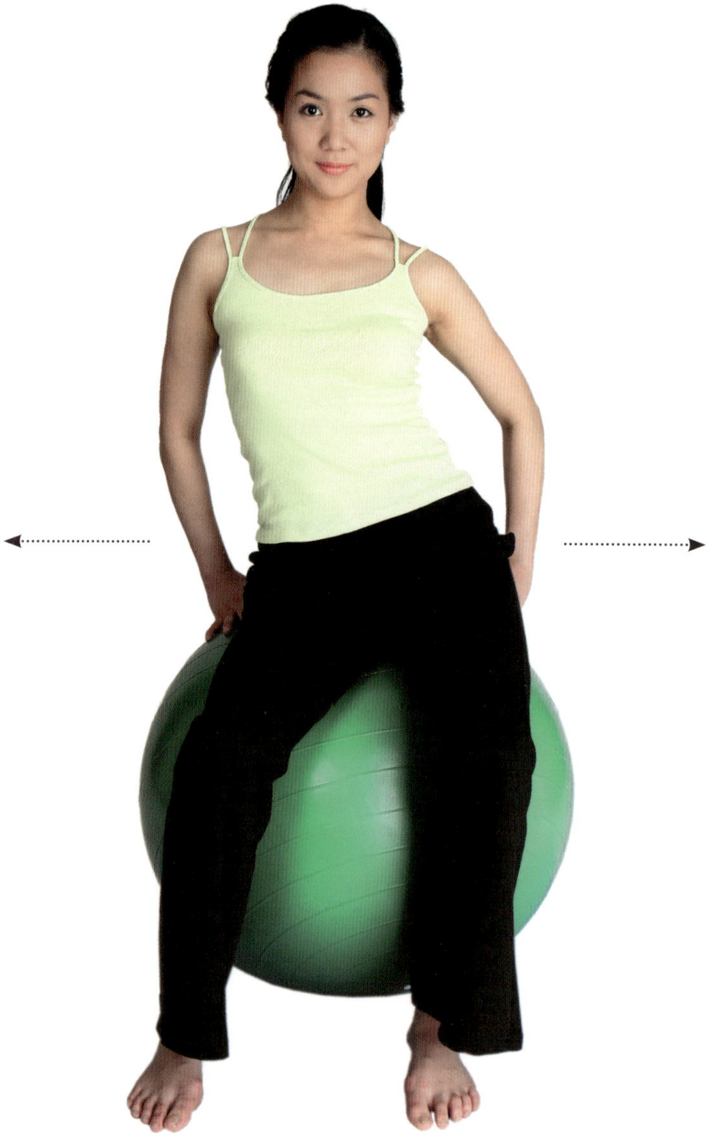

- 分别按顺时针方向和逆时针方向旋转减肥球一圈。

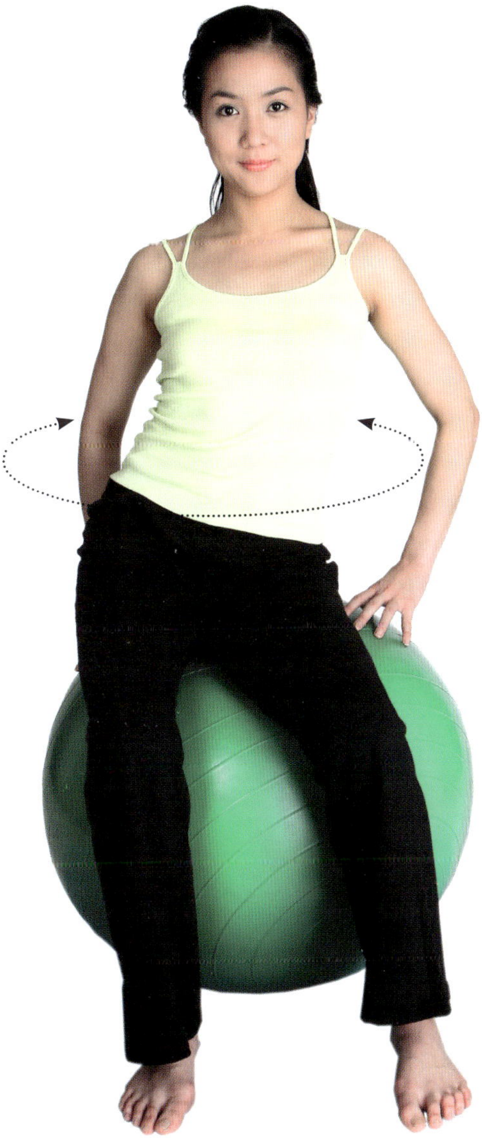

• 在减肥球上跃起

这是用带有趣味性的运动，来缓解身体的紧张和保持身体平衡。这个运动还能强化下肢，起到有氧运动的效果，并增强心肺功能。

Ready

- 坐在减肥球上，挺直上身。

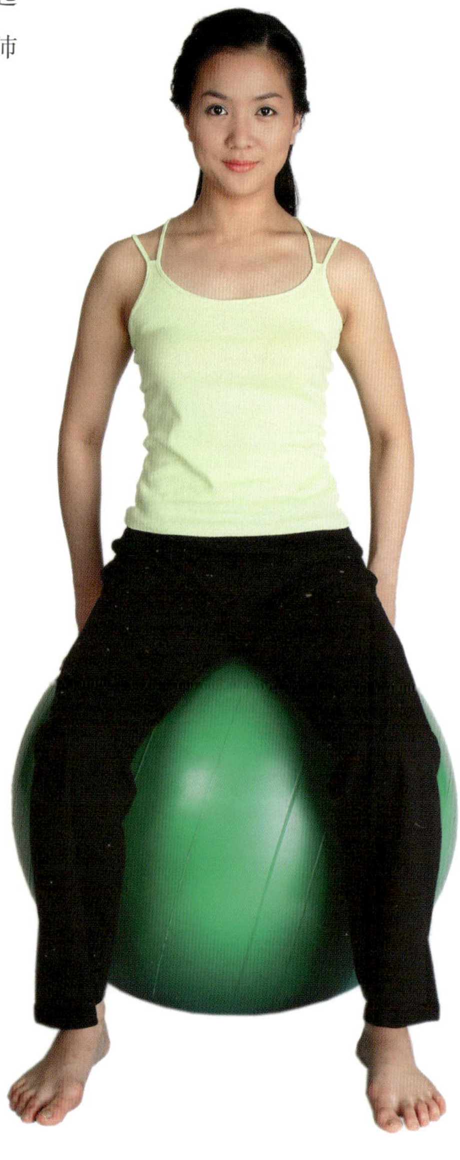

Action

- 将双脚分至骨盆宽度，然后慢慢提臀、跳跃。注意双脚着地时，上身不要向前倾。
- 移动身体，带动减肥球向两边旋转。

Point

这个动作熟练之后，可以尝试跳跃时双手放到头后面并击掌。

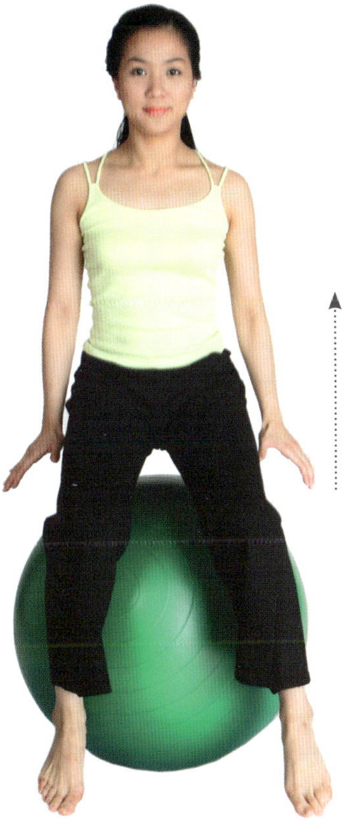

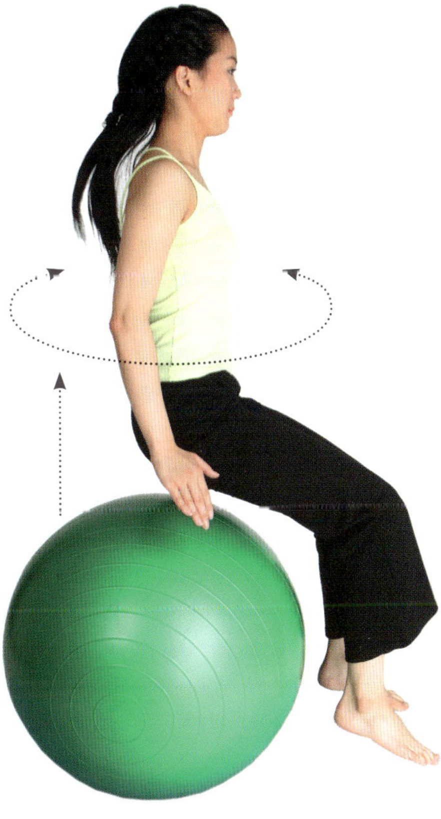

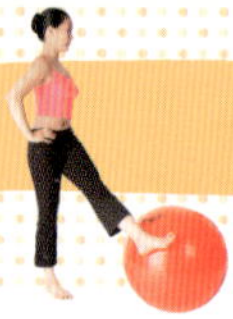

减肥球上保持平衡

由于减肥球有易滚动的特质，所以想要以正确的姿势坐在球上也变成一种体力运动。这个动作可以在减肥球运动开始前和运动过程中反复多做几次。一开始也许保持2~3秒都很困难，但是只要坚持练习，身体渐渐就会适应。

Ready

- 坐在减肥球上，上身挺立。腹部向背部收紧，使得上身自然挺直。

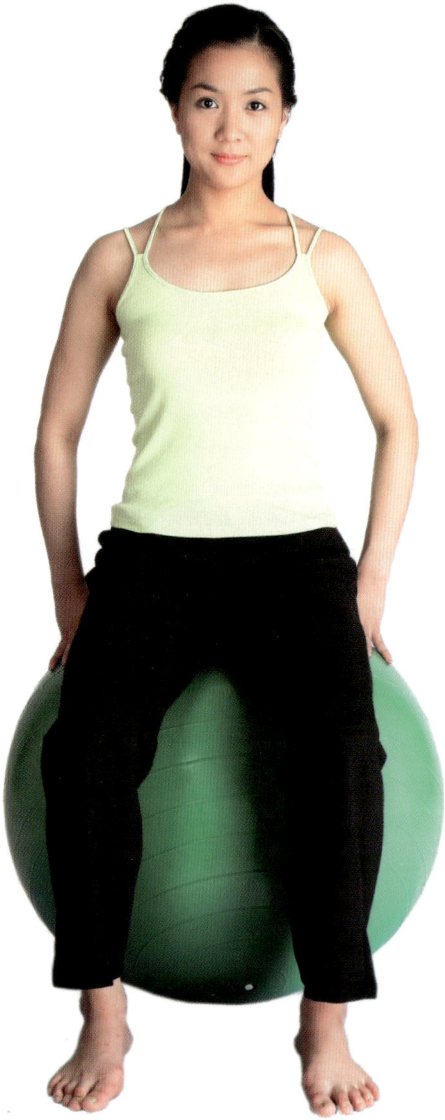

Action

- 将双脚分至骨盆宽度，双手抓住减肥球的两端。眼睛正视前方，收紧腹部和腰部。
- 慢慢抬起一只脚，靠在减肥球的一侧，再抬起另一只脚，靠在减肥球的另一侧。利用骨盆和腰肢的力量保持住重心。

Point

这个动作熟练之后，双手可渐渐脱离减肥球。

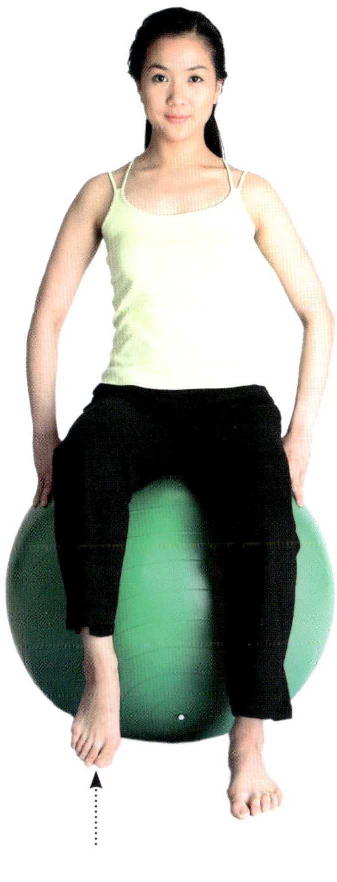

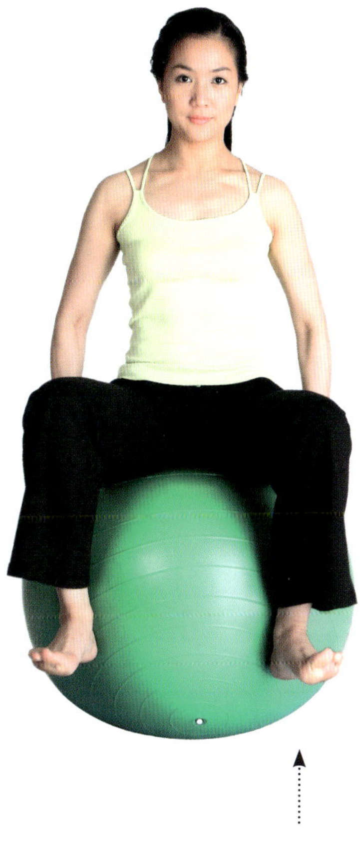

PART 2

玩转减肥球
塑造迷人颈部线条

一张美丽的脸庞固然重要，但是如果颈部长了像年轮一样一圈又一圈的皱纹，而且肤色不匀、缺乏弹性，会是更可怕的事情！要知道，拥有迷人美颈，才能做“骄傲的天鹅”。然而颈部却是容易被人忽略的部位，殊不知这个部位恰恰影响着女人的气质和精致度。爱美的女性，还是趁早开始关注颈部肌肤并好好呵护吧！

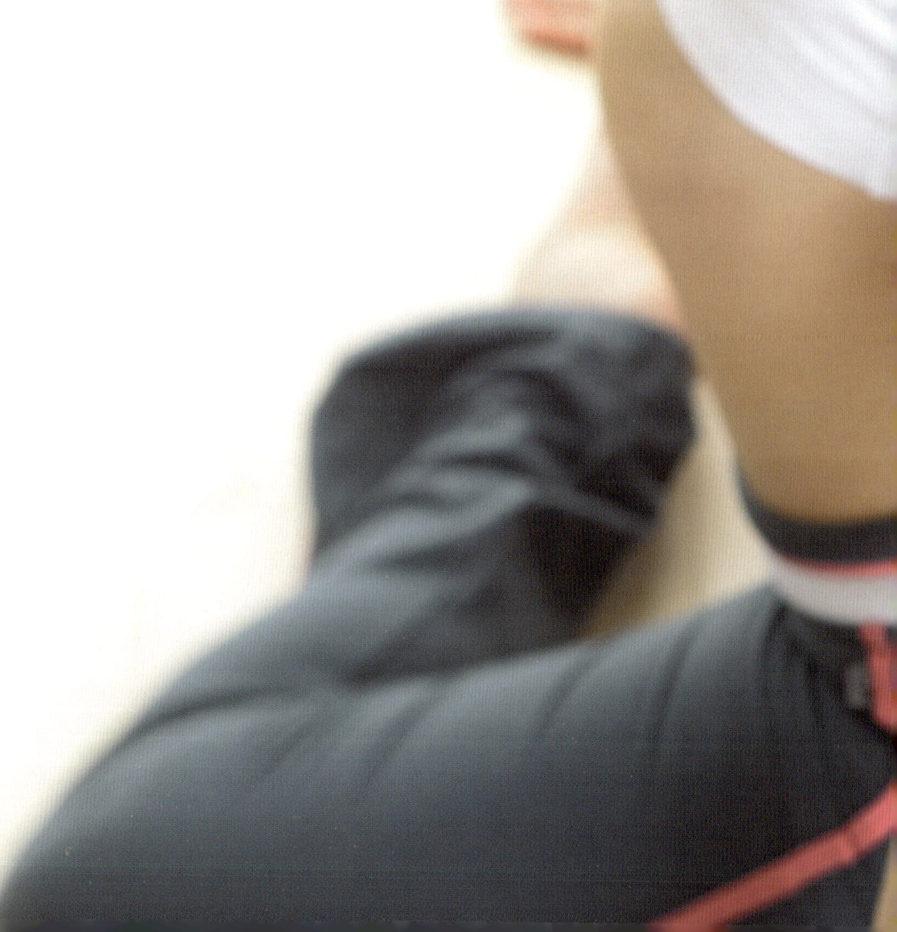

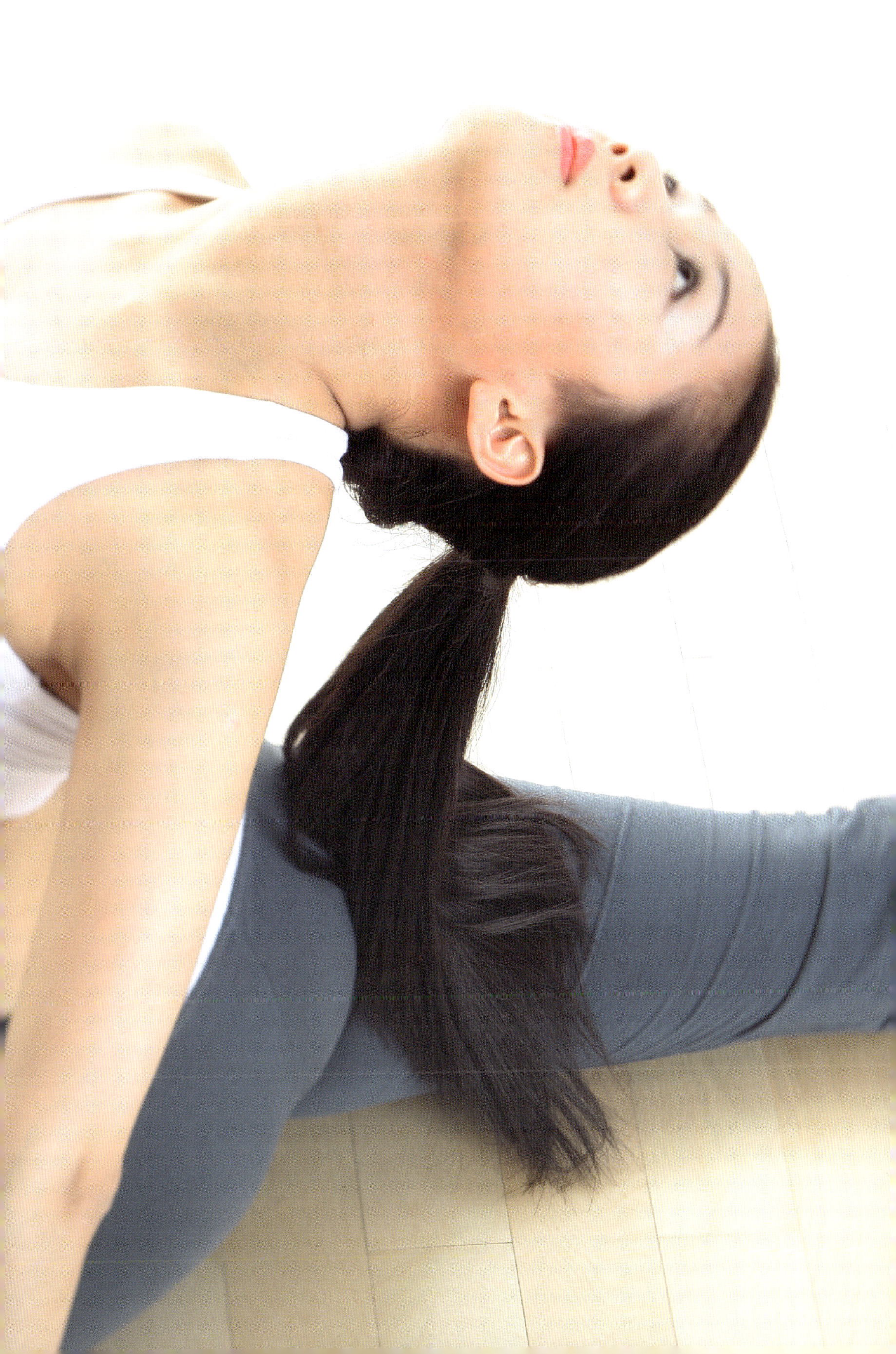

01 拉球蜷身，增强脊椎柔韧性

•高级 · 5～6遍

这是以脊椎为中心，让身体左右变得均衡的一种运动。通过该运动能够端正姿势，还能增强脊椎柔韧性。一般经常使用电脑的人，脖子和肩膀会变得酸痛，背容易弯曲，手腕也会产生疼痛感。反复练习这个动作，能够使疼痛感消失，令身体各个部位轻便灵活，同时还可预防肩膀、膝盖和脚踝等部位的疼痛。

How To

- 趴在减肥球上，同时双手撑地。
- 把减肥球滚至膝盖下方位置，同时双手分至肩膀宽度，以支撑身体。然后腰部和腹部用力，使身体成一条直线，同时收紧大腿内侧和臀部肌肉。

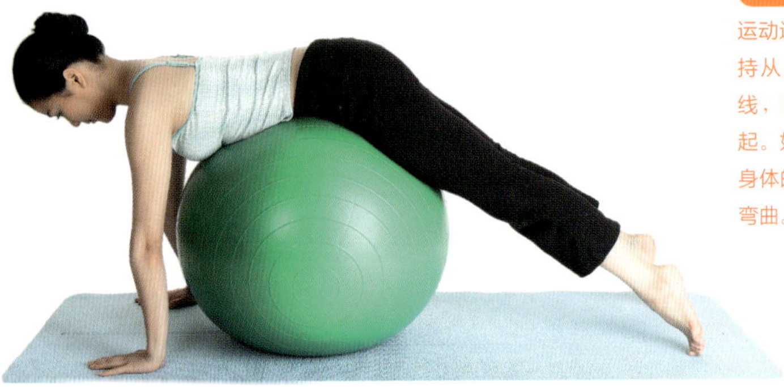

注意事项

运动过程中双腿要伸直，保持从头顶到脚尖成一条直线，注意臀部不要向上翘起。如果用手掌按地支撑起身体的话，脊椎就不会向下弯曲。

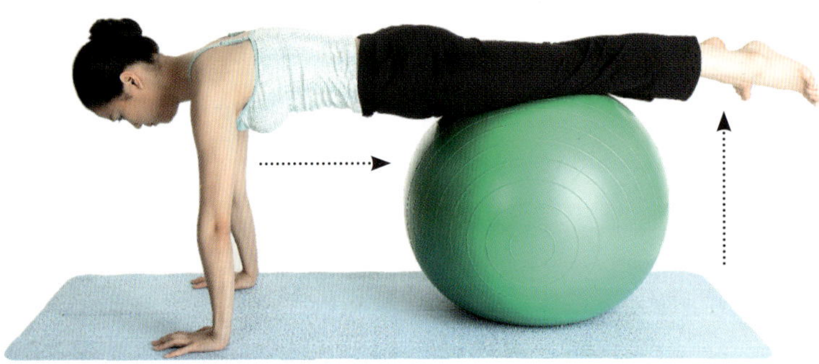

• 吸气、呼气的同时，把膝盖和减肥球同时往上身方向牵引，使身体蜷缩。稍稍保持姿势后舒展身体，然后回到上一姿势。

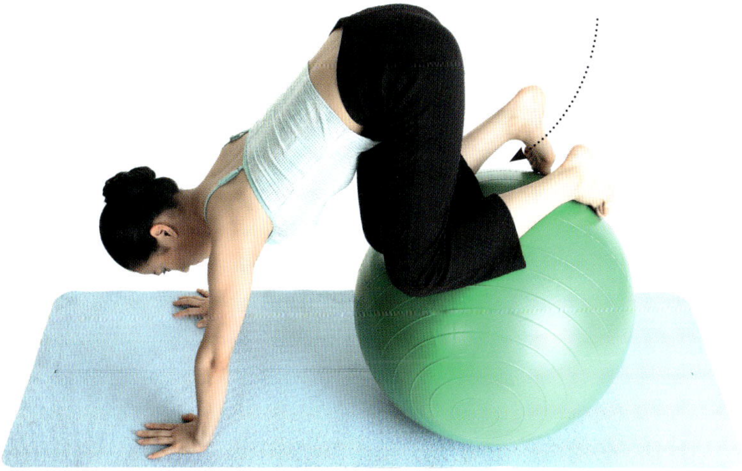

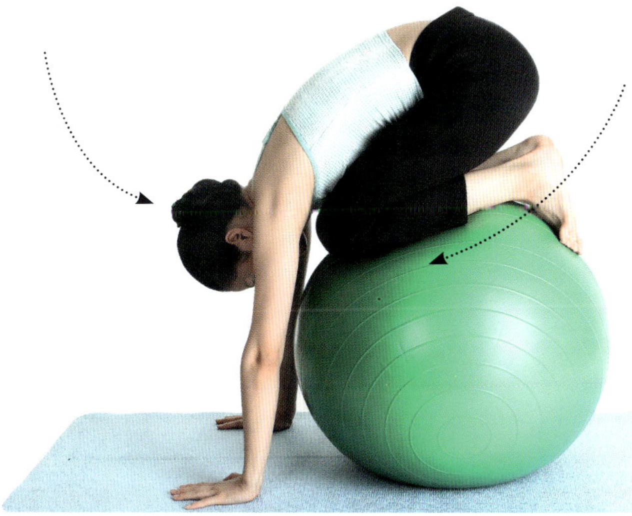

Point

把减肥球拉向上身方向时，如果左右摇摆着进行，能够更加刺激腹部外侧肌肉。

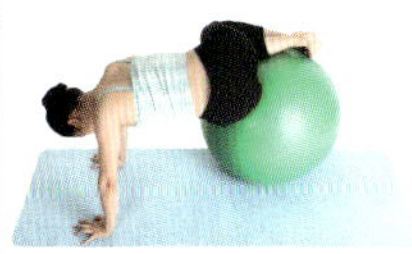

02 挺拔身体，打造紧致的颈部

•高级 · 3遍

夏天穿吊带衫的时候，如果能露出纤细的颈部和圆润的肩膀，那才称得上漂亮。下面的运动就可以帮你塑造紧致的颈部和肩膀。这个运动需要强有力的腹肌力量作为支撑，当把双腿放在球上时，只有腹肌强大的练习者才能够找到身体的重心，所以建议熟练者尝试。

How To

- 趴在减肥球上，同时双手向前支撑地面。

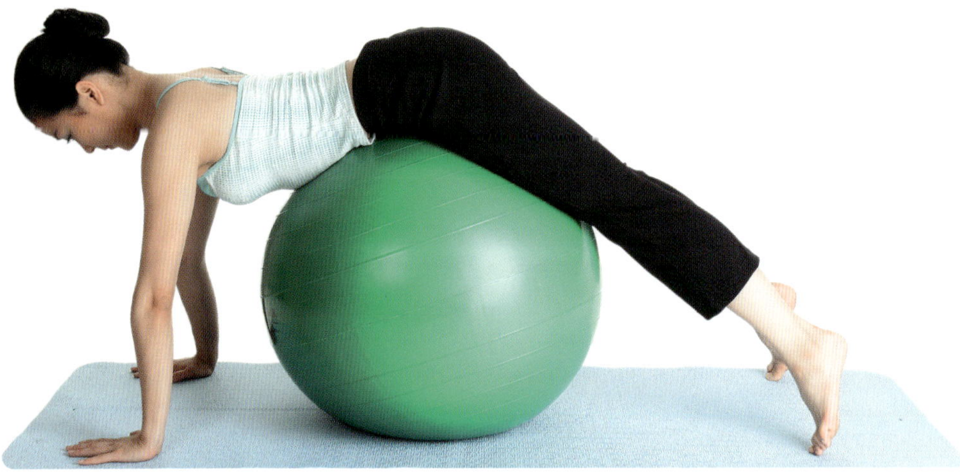

• 把减肥球滚到脚踝处，同时双手分至肩膀宽度，手掌着地以支撑身体。吸气，同时双腿伸直，使身体保持水平。

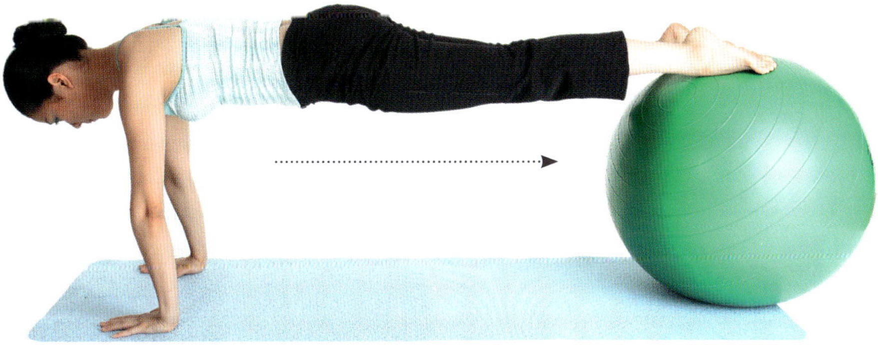

• 呼气，同时骨盆向上抬起，把减肥球带到里侧。这时利用腹肌力量提升身体。然后吸气，同时回到开始姿势。

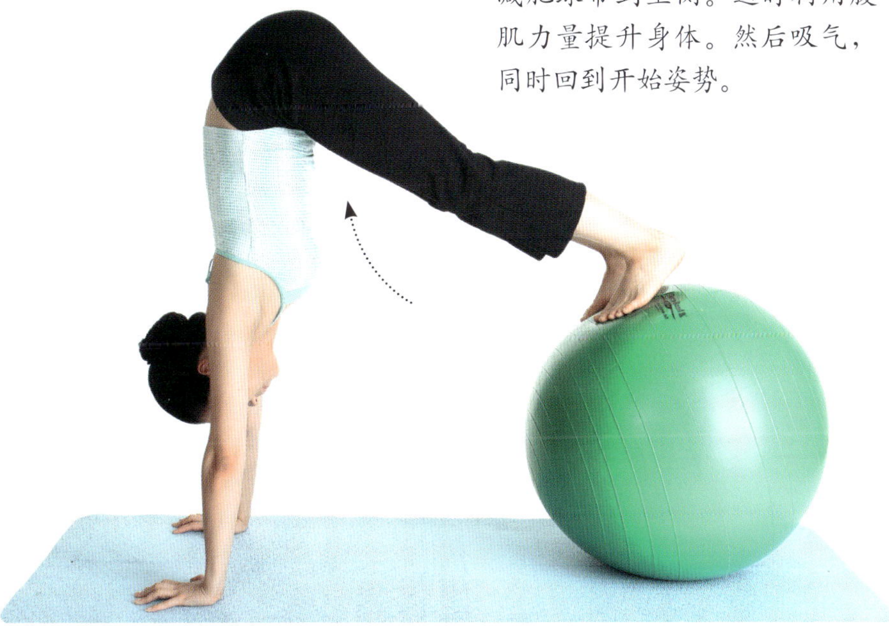

03 弓形运动，强健颈部

在书桌前坐一整天后，会觉得脖子僵硬，腰酸背痛，而且姿势会渐渐扭曲。在这样的情况下，可以尝试如下伸展运动。通过这个运动能够放松全身，同时消除长期累积的疲劳。通过颈部、肩膀、腰和手臂的伸展运动，来缓解疼痛，强健脊椎，矫正姿势。

How To

- 背靠减肥球，同时将双脚分至肩膀宽度，膝盖弯曲。

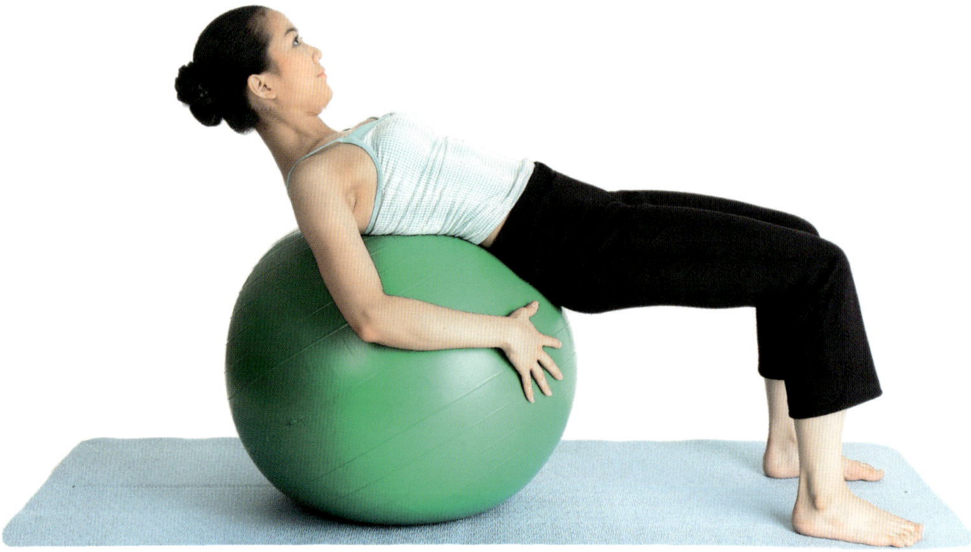

● 慢慢向前移动身体，使肩膀移到减肥球中央位置。将膝盖弯曲成直角，腰和骨盆与地面平行。

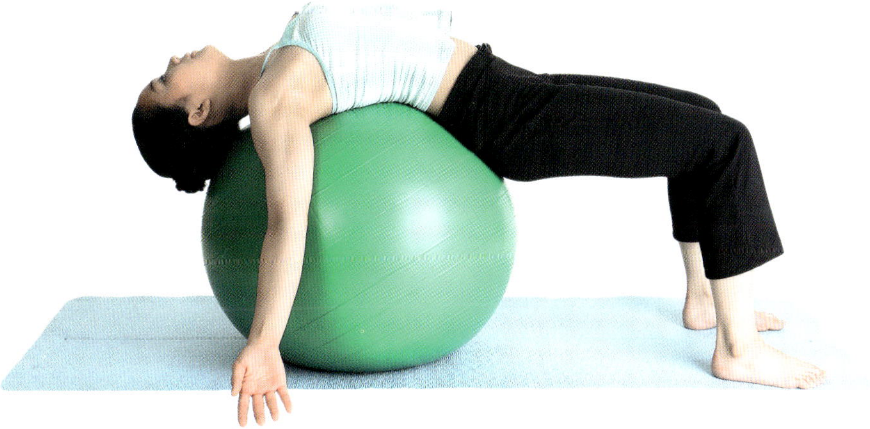

● 双腿伸直，双手抬过头顶，使身体完全舒展开。要保持从颈后方到骨盆都紧贴减肥球。呼气，并保持这个姿势30秒以上。

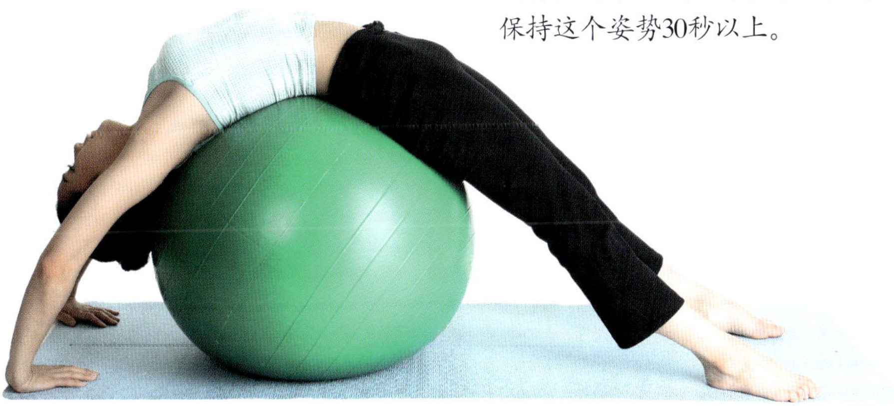

PART 3

玩转减肥球
修饰玉润手臂

恼人的“蝴蝶袖”让很多美女不敢穿美丽的吊带衫。手臂确实是一个让许多女性都头痛不已的地方，极易堆积脂肪，松垮的形状也会暴露年龄。改善手臂的有效办法是在积极减脂的同时，加强对手臂肌肉的训练，塑造线条流畅的纤细美臂。

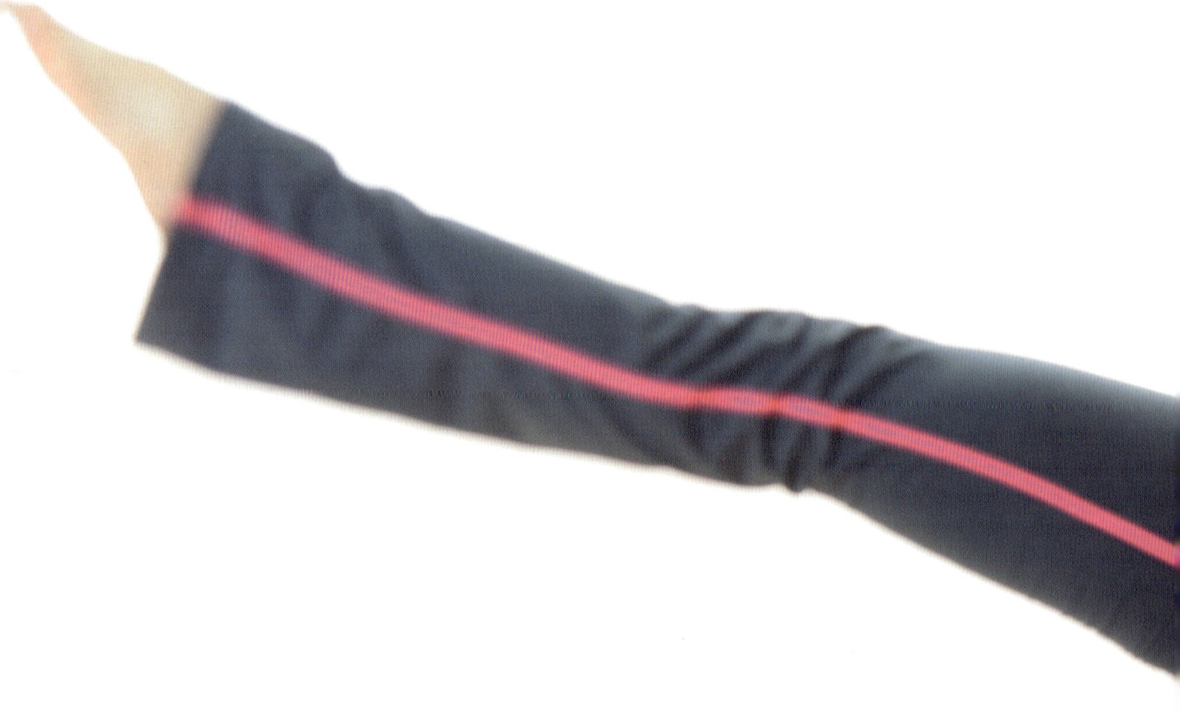

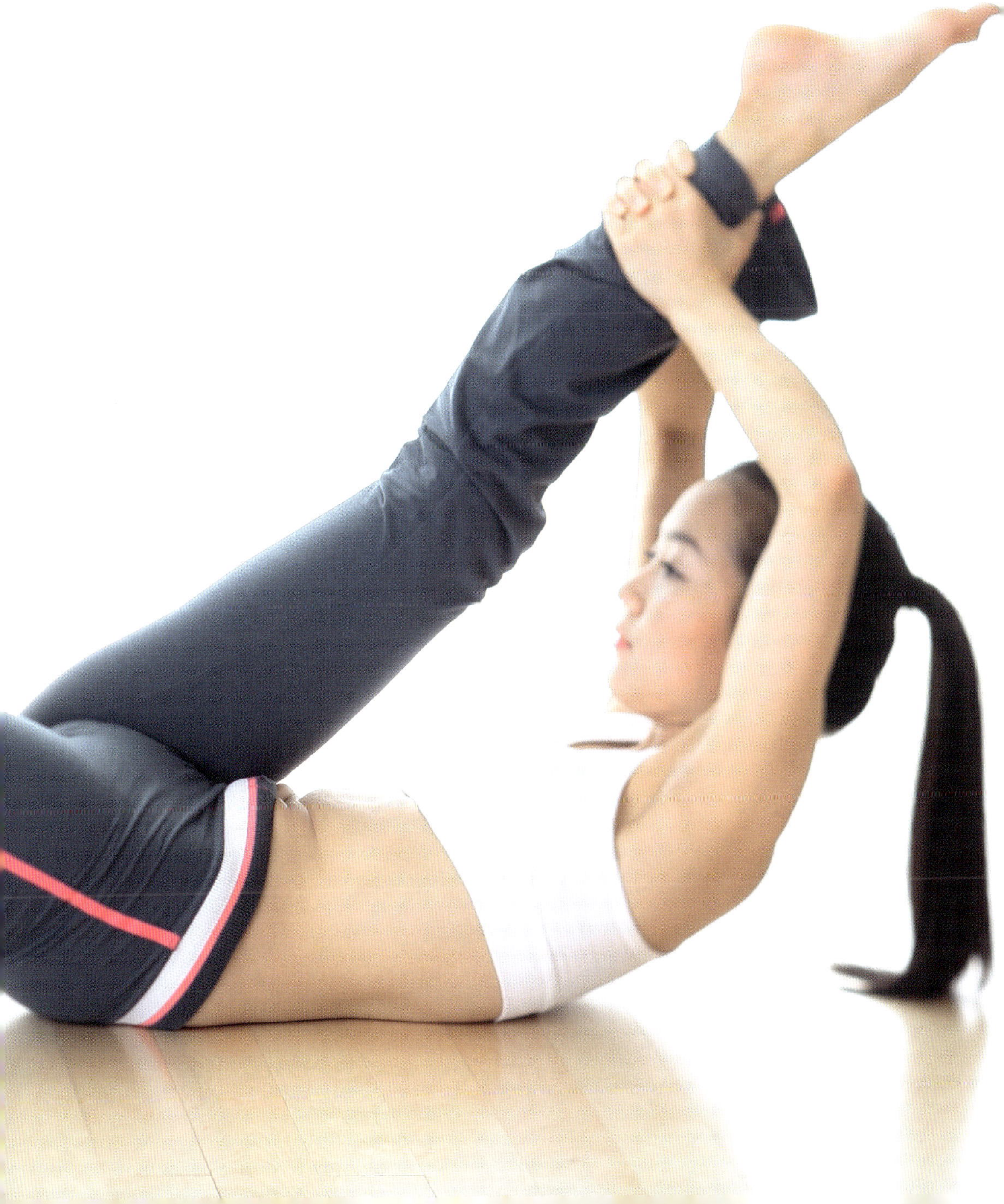

01 伸臂，消除臂上赘肉

•中级 · 5遍

众所周知，手臂屈伸运动是女性最讨厌的运动之一。但是要消除臂上赘肉，没有比屈伸手臂更好的运动了。手臂屈伸还能锻炼腹部和胸部肌肉，使上身变得苗条，而且还可以增强腰部力量，起到全身运动的效果。比起在地面上做运动，在减肥球上运动更有趣。

How To

- 趴在减肥球上，双手着地，同时胳膊分至肩膀宽度。使腰部和腹部紧贴球面。

Point

- 如果练习者能够在减肥球上找到身体重心，可以尝试双脚交替抬起练习，这样对增强体力效果更佳。
- 减肥球的放置位置不同，运动强度就有差异。初级和中级练习者可以把减肥球移到大腿部位，高级练习者可以移到脚尖部位来运动。

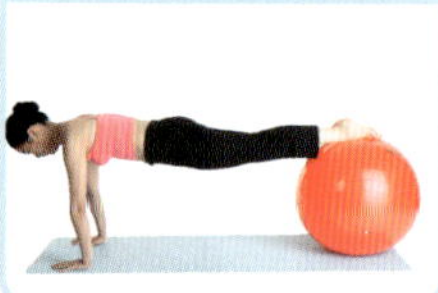

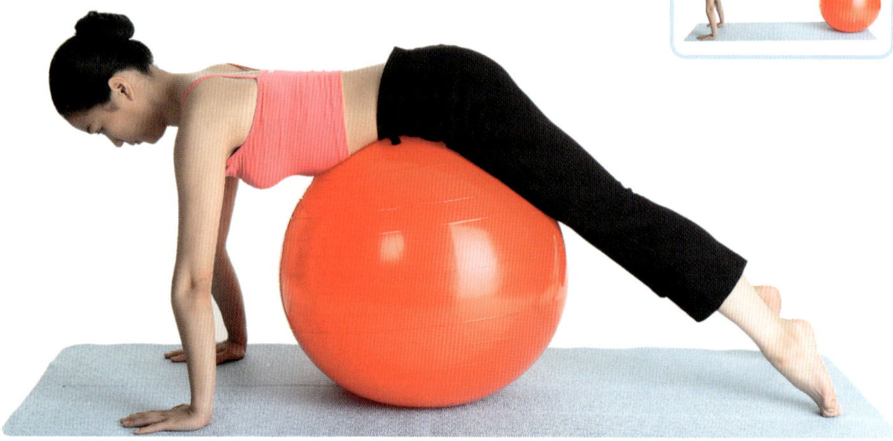

- 身体向前滑动，使减肥球移到大腿部位。吸气、呼气的同时，用力收紧腹部，使身体与地面保持平行。
- 胳膊肘弯曲，使胸部靠近地面，然后伸直胳膊，回到原来的位置。运动过程中精力要集中于胸部和手臂。

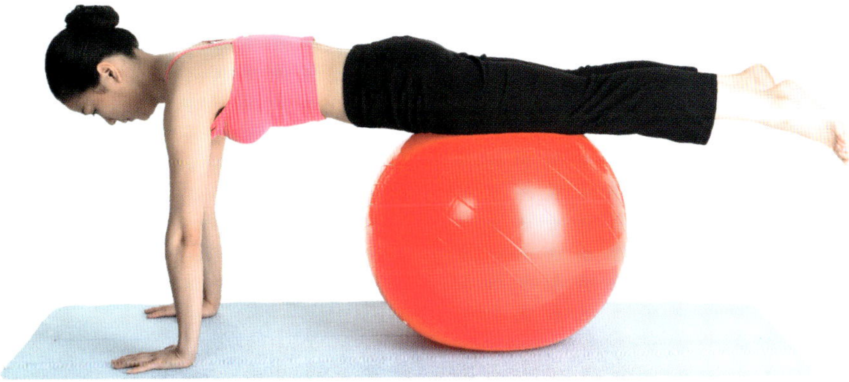

注意事项

绝对不能让腰部呈香蕉状弯曲。由于体重会给腰部造成压力，所以要收紧腹部来提升身体。

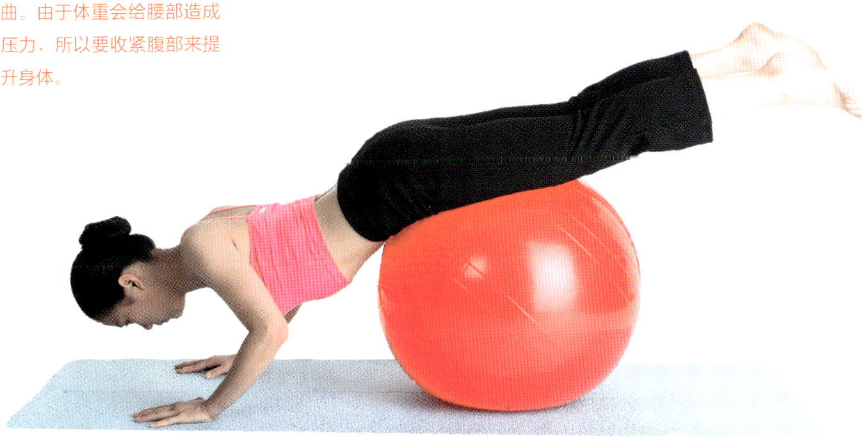

02 提臂，强化肩部和手臂肌肉

•中级 · 8遍

这是利用哑铃的重量，强化双臂肌力的一种运动。它能够强化肩部和手臂肌肉，消除肩膀和前臂赘肉。要注意提臂时，是腹肌用力而不是手臂用力。

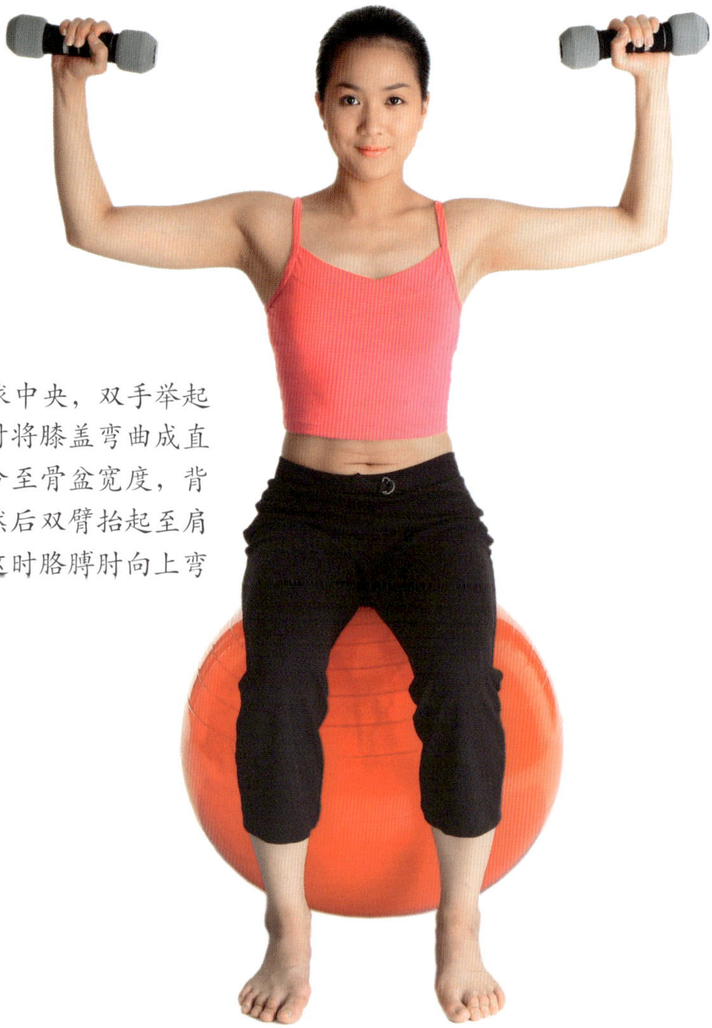

How To

- 坐在减肥球中央，双手举起哑铃，同时将膝盖弯曲成直角。双脚分至骨盆宽度，背部直挺。然后双臂抬起至肩膀高度，这时胳膊肘向上弯曲成直角。

• 收紧腹部，吸气、呼气的同时，双手向上在头顶画弓形聚拢。再次吸气，回到开始姿势。

注意事项

运动时保持背部挺直，腹部用力。

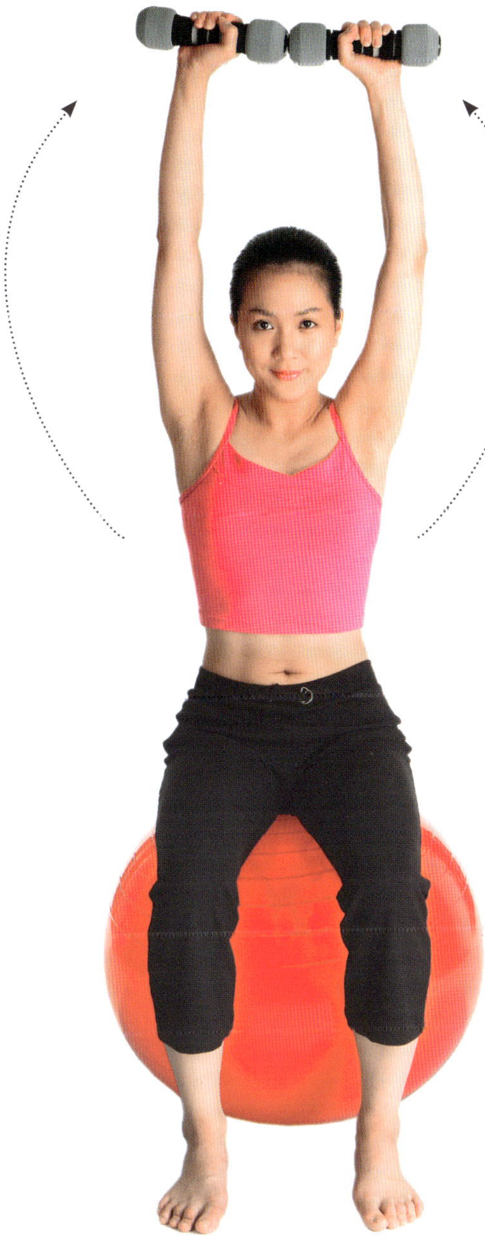

03 屈臂，锻炼手臂前侧肌肉

•初级 · 8～10遍

这是利用哑铃，或者家中闲置的水瓶来进行的手臂运动。这个运动可以有效锻炼手臂前侧肌肉，消除前臂赘肉。它是利用球的阻力，使胳膊肘和手腕产生弹性和力量。运动时不要使用身体的反冲力。要端正姿势，使运动过程中明显感觉到肱二头肌的收缩。

How To

- 屈膝并趴在减肥球上，使腹部紧贴减肥球。挺胸，同时双脚分至骨盆宽度。双手举起哑铃，胳膊肘抵在减肥球侧面。

注意事项

不要使身体下沉，不要让肩膀收缩。

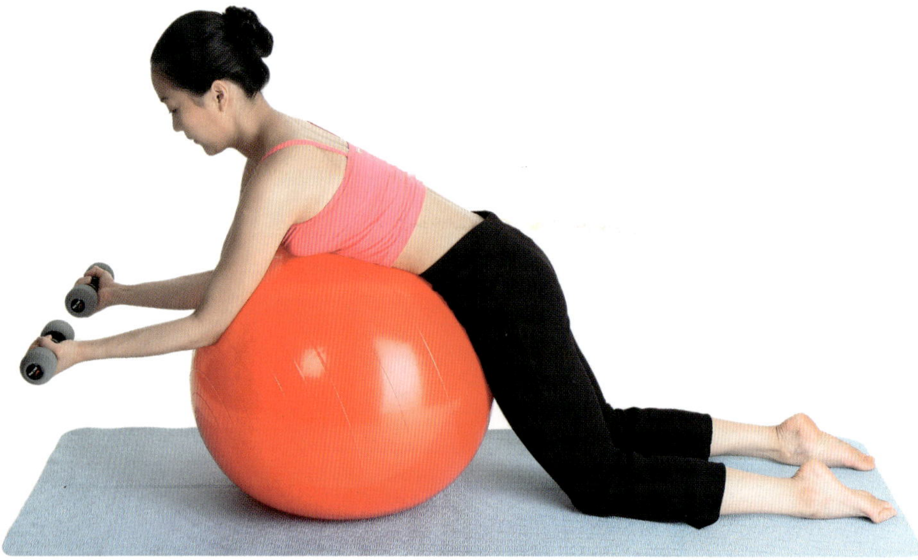

• 吸气、呼气的同时，将手臂拉向肩膀的方向。这时利用减肥球的阻力，用胳膊肘抵住减肥球，练习者会明显感觉到肱二头肌的收缩。然后吸气，回到原来的姿势。

Point

坐在减肥球上，背部挺直，反复用如上的方法进行练习，能更有效地端正姿势。

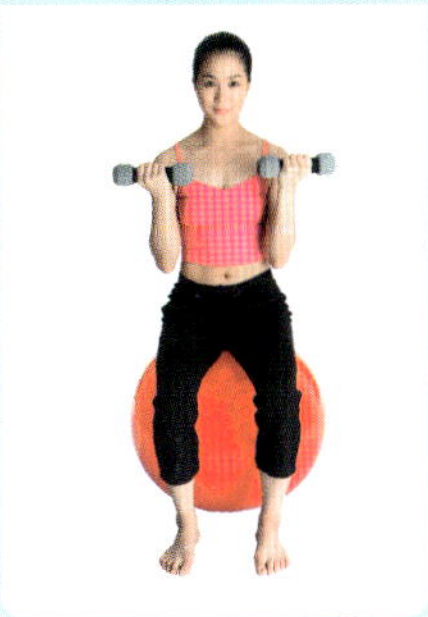

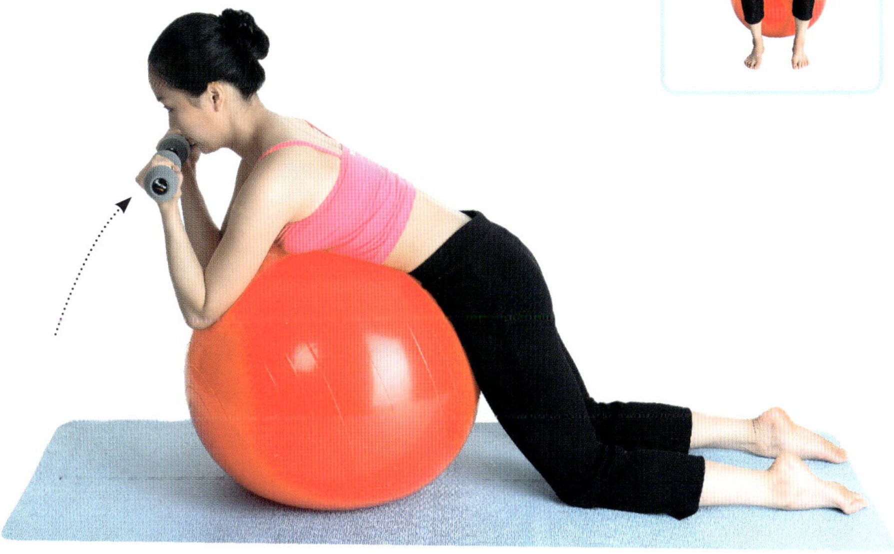

04 屈臂练习，强化手臂后侧肌肉 •高级 · 5遍

这是一种能够强化手臂后侧肌肉和肩膀肌肉，消除腹部赘肉，塑造完美腰部曲线的运动。由于动作要在减肥球上完成，所以需要强有力的腹肌作支撑。对练习者来说，在运动过程中要一直保持正确的姿势比较有难度，所以建议初学者最好不要勉强，可先跳过进行下一个动作，等动作熟练后再尝试。

How To

- 把减肥球靠到墙边，放稳后坐到球上。同时双手抓住减肥球的两端，手指向前。

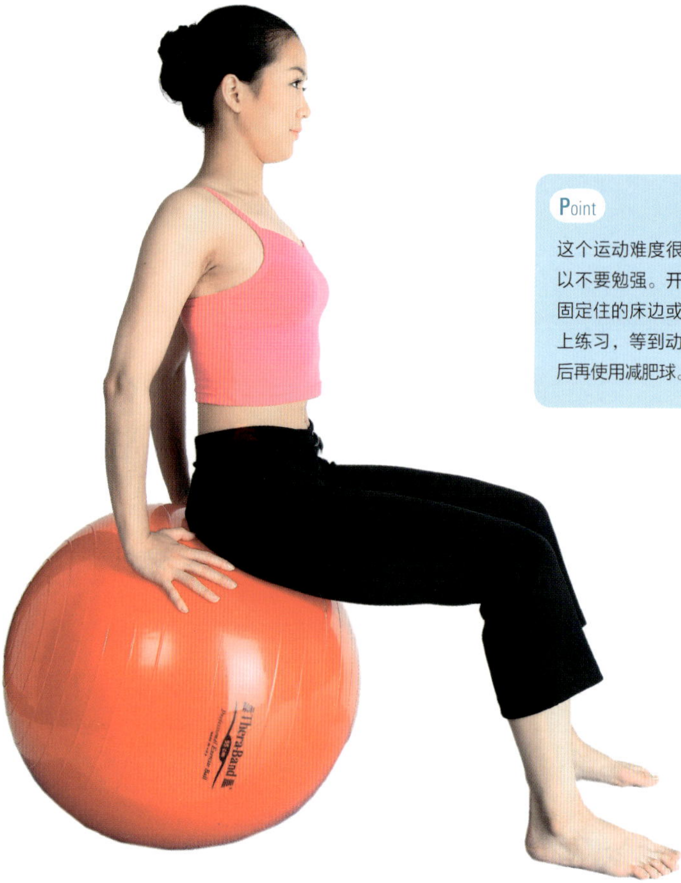

Point

这个运动难度很大，所以不要勉强。开始先在固定住的床边或者斜坡上练习，等到动作熟练后再使用减肥球。

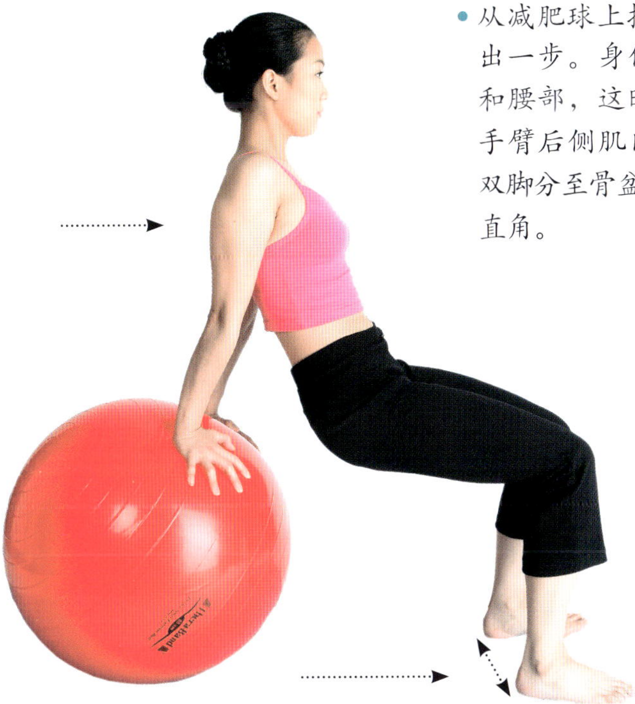

• 从减肥球上提起臀部，向前迈出一步。身体重心转移到腹部和腰部，这时练习者能感觉到手臂后侧肌肉的收缩。同时将双脚分至骨盆宽度，膝盖弯曲成直角。

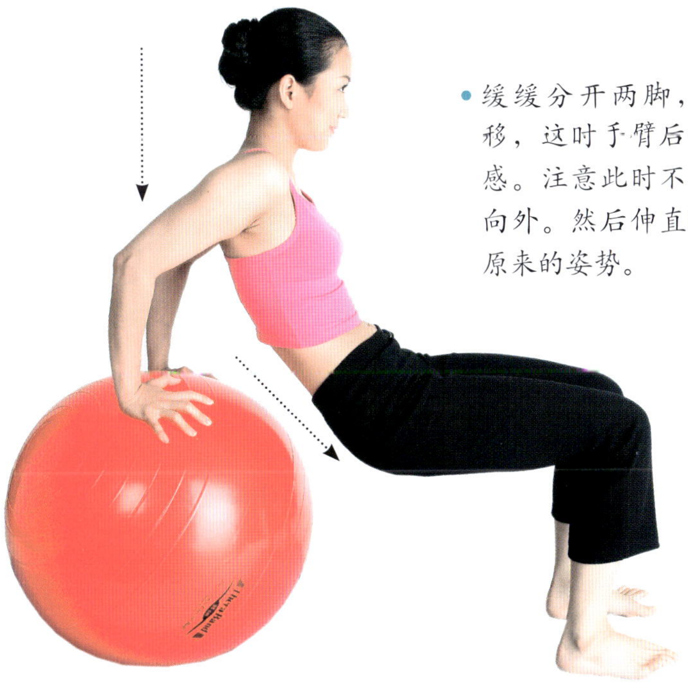

• 缓缓分开两脚，同时臀部下移，这时手臂后侧肌肉有收缩感。注意此时不要让胳膊肘朝向外。然后伸直胳膊肘，回到原来的姿势。

05 肩臂伸展，塑造臂肌完美曲线 •高级 · 5遍

肌肉收缩运动后，做一下伸展运动，可以放松身体，不至于产生酸痛，并能帮助肌肉塑造完美的曲线。运动时即使只是把肩膀和手臂使劲地伸直，也会使全身感到轻松舒服。

How To

- 坐在减肥球上，端正姿势，同时将双脚分至骨盆宽度，膝盖弯曲成直角，抬头挺胸。

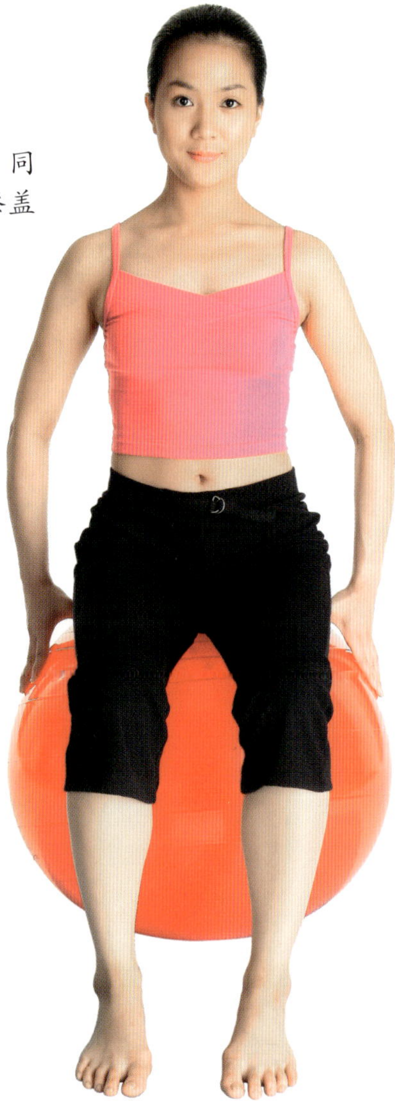

- 呼吸的同时右臂向左侧伸直，用左手扶住右臂。

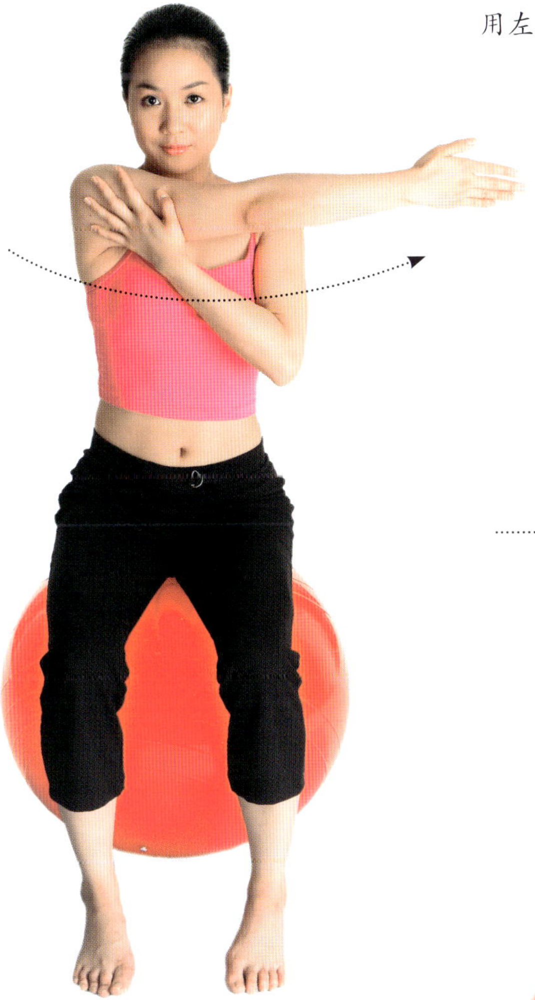

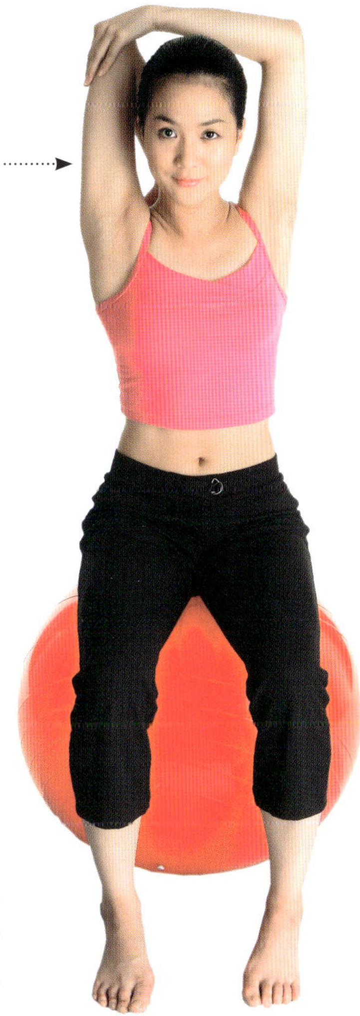

- 右臂屈过头顶，用左手轻轻按住右臂胳膊肘。这时颈部尽量不要用力，并保持视线平视。然后反方向重复同样的动作。

06 胸肩伸展，舒展上臂肌肉

•高级 · 5遍

这是缓解身体紧张、消除肌肉疼痛的一种伸展运动。如果与腹部伸展运动一起进行的话，还能消除整个上身的疲劳，并使整个身体充满生机与活力。

How To

• 背靠减肥球，同时将双脚分至骨盆宽度，膝盖弯曲成直角。

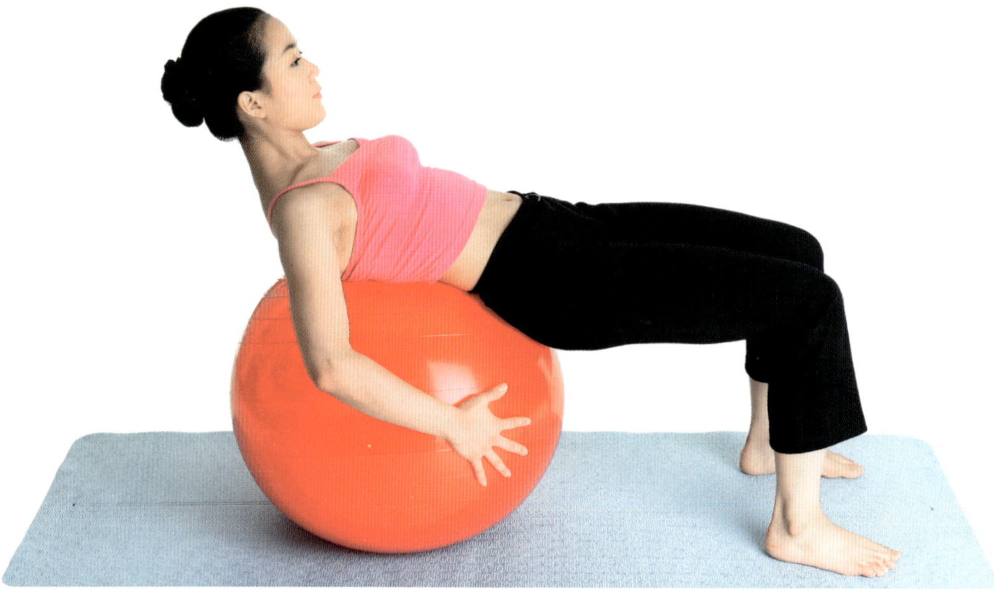

- 缓缓向前移动双腿，使减肥球的中心正对颈部和肩膀。这时腰部和骨盆与地面平行。
- 双臂向两侧伸直，同时胸部和肩膀伸展。呼吸，保持这个姿势30秒钟。

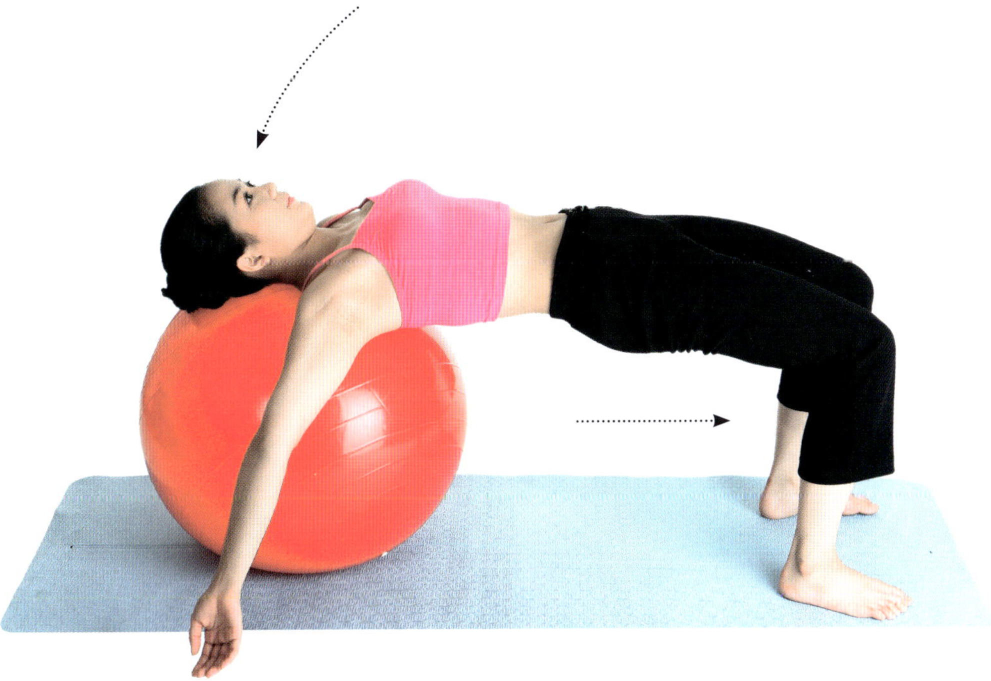

PART 4

玩转减肥球
塑造挺拔背部

美丽的背部，尽显女性优雅的气质。漂亮、性感的背部，要求背部肌肤光洁、平滑，最好要有一些结实的肌肉，肩胛处还要有一些骨感。太胖也不行，不然完全看不到美丽的肩胛骨了；也不可以太瘦，瘦到连脊骨珠都粒粒可见那就不美观了。还等什么？让我们向性感美背出发吧！

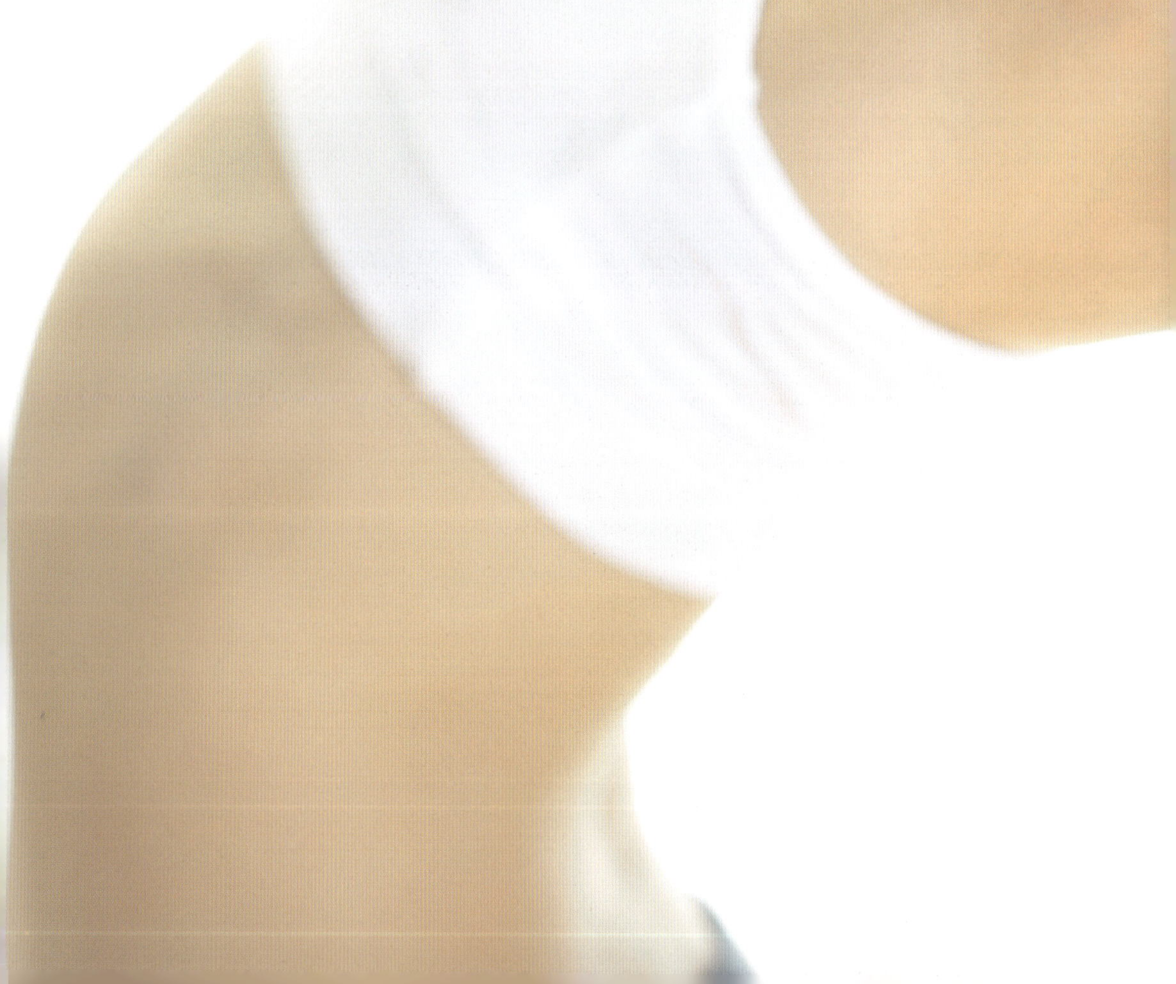

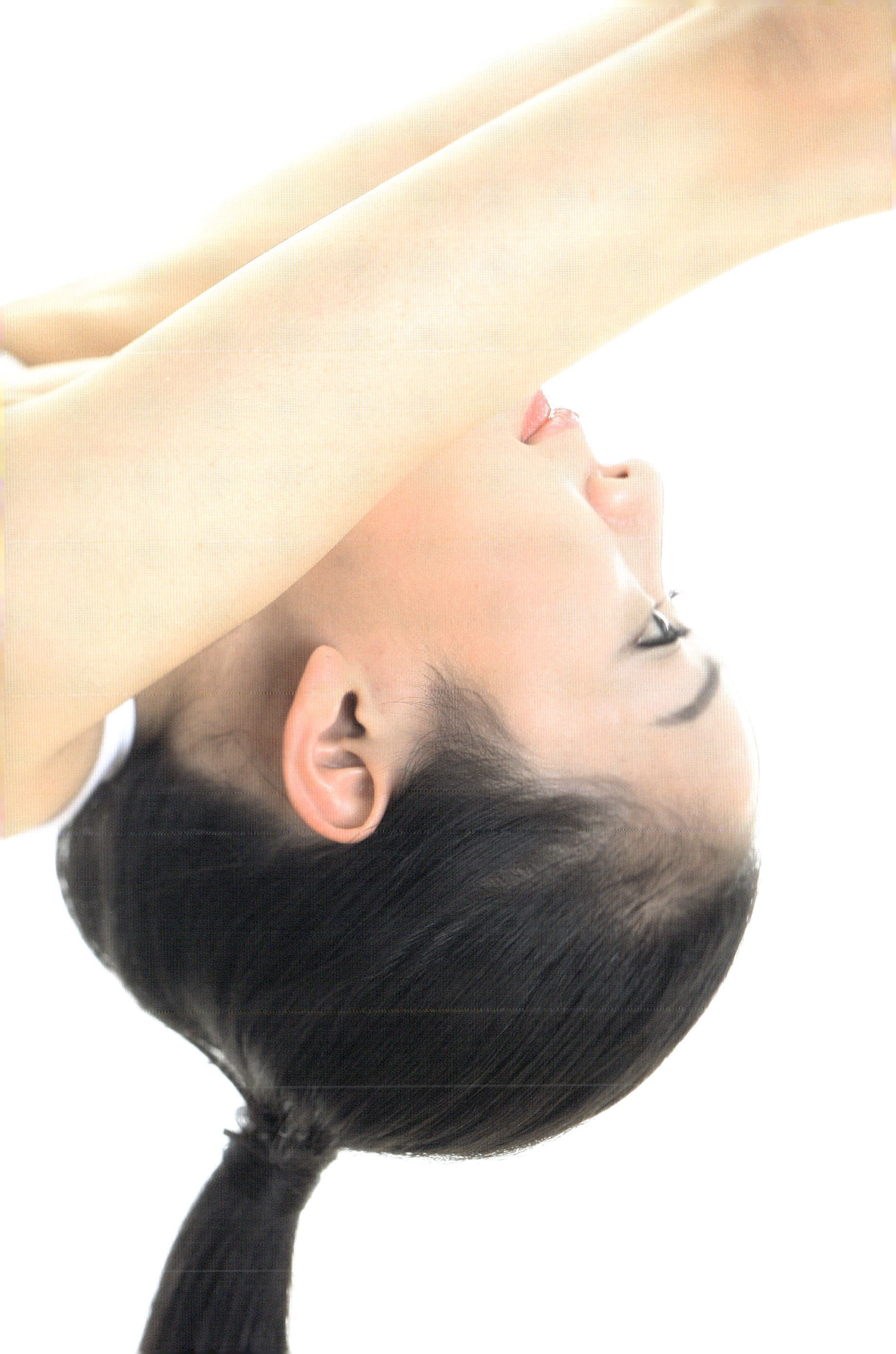

01 趴着提升上身Ⅰ，强健脊椎，放松背部 •初级 · 8遍

脊椎是人体最重要的关节。这个运动能够增强脊椎的柔韧性，还能有效消除背部和肩膀的赘肉。所以它是腰椎间盘突出患者的首选。运动时要小心谨慎，不能急于求成。感觉到疼痛时要马上停止运动，然后靠在球上放松背部。

How To

- 趴在减肥球上，双手附在球上。同时将双脚分至肩膀宽度，以保持身体平衡。这时骨盆要紧贴球面。然后大腿弯曲，做抱球的姿势，以放松脊椎。

Point

双腿并拢进行运动，还可以有效消除大腿内侧赘肉。

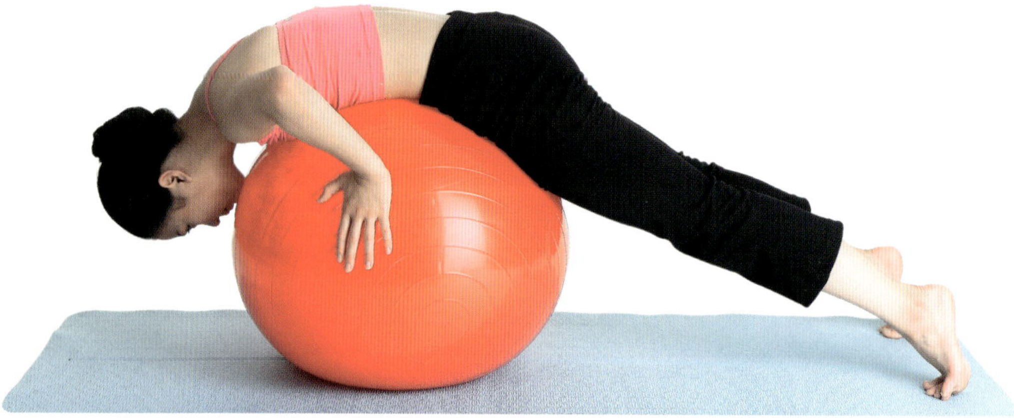

• 吸气、呼气的同时，提起上身。这时，腹部要最大限度地贴紧减肥球。然后双手按球，提起上身直至脊椎伸直。再次吸气的同时，向下移动身体，回到开始姿势。

注意事项

提起上身时，头不能向后仰，也不能过度伸腰。

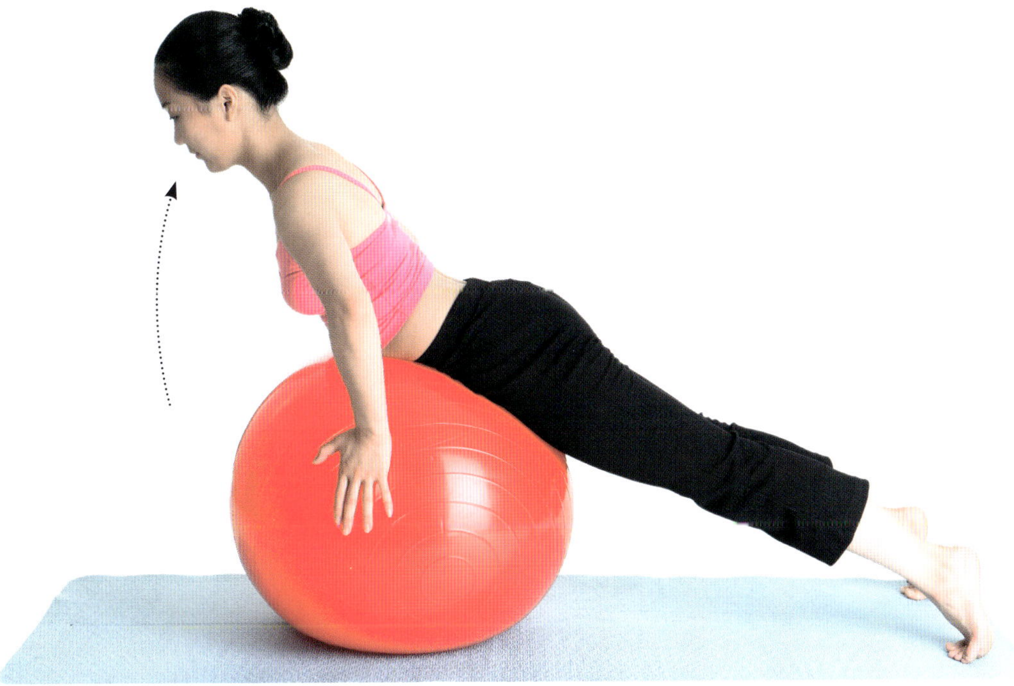

02 趴着提升上身Ⅱ，增加背部力量 •中级 · 8遍

这个运动与“趴着提升上身Ⅰ”属于类似的运动，只是需要将双手放到腰后，这样就增加了背部运动的强度。运动时，需要依靠下压减肥球来提升上身，所以身体重心要一直用力，这就需要腹部和腰部必须有足够的力气。如果练习者腰部力气不足，可以用双手压球来支撑身体。

How To

- 趴在减肥球上，将双脚分至骨盆宽度。同时腹部紧贴减肥球，双手放到腰后。然后大腿弯曲，做抱球的姿势，以放松脊椎。

Point

练习者在动作熟练后，可以尝试在双腿并拢的状态下进行运动。

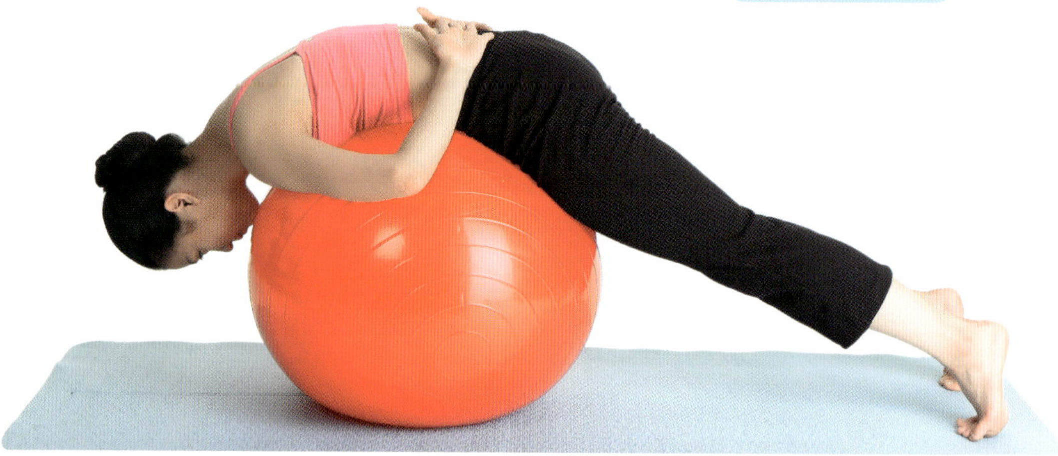

- 吸气、呼气的同时，提起上身，使背部伸直。大腿后侧用力拉紧，膝盖稍稍弯曲。吸气的同时向下移动身体，回到原来的姿势。

注意事项

提升上身时，头部不能向后仰，也不能过度伸腰。

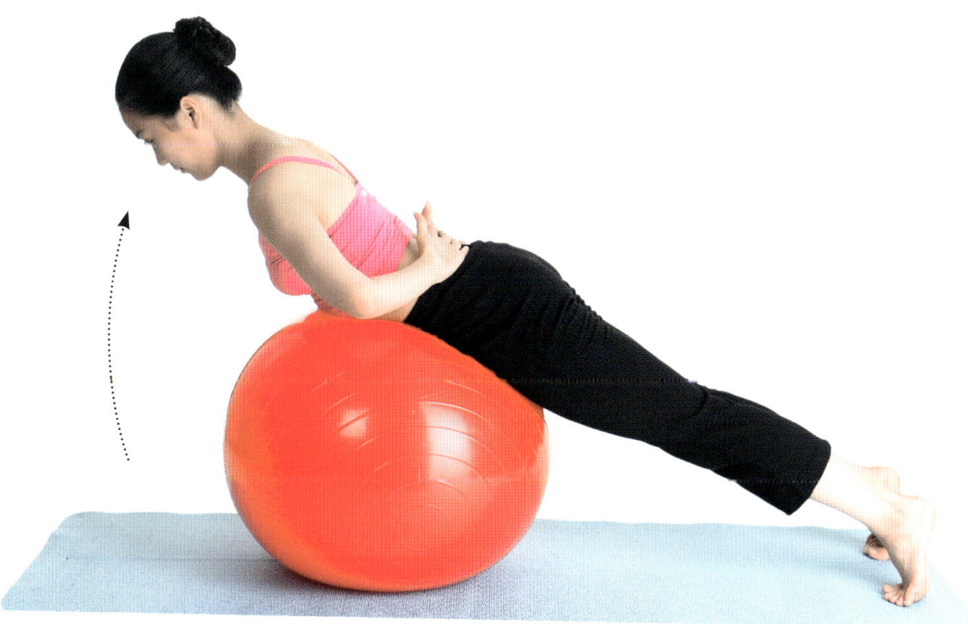

03 趴着提腿，强化背部肌肉

•中级 · 8遍

这是趴在减肥球上，身体向前后移动的一种运动。练习者需要多次练习后才能使运动变得柔和、顺畅。如果坚持该运动，不但能增强脊椎柔韧性，还能强化背部肌肉，同时锻炼臀部和大腿肌肉。需要注意的是，运动过程中双腿如果过度抬高，会给身体造成压力。

How To

- 趴在减肥球上，身体向前移动。这时，减肥球要在大腿下面滚动，同时双手撑地，使身体与地面平行。

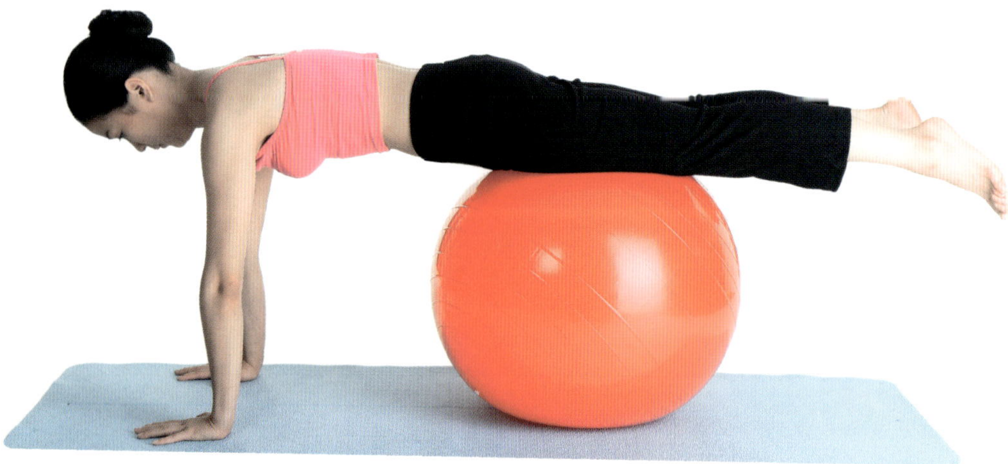

• 吸气、呼气的同时，双手撑地，向上抬起双腿。同时上身下降，然后向后移动身体，两腿继续抬高，并保持减肥球在骨盆下面。

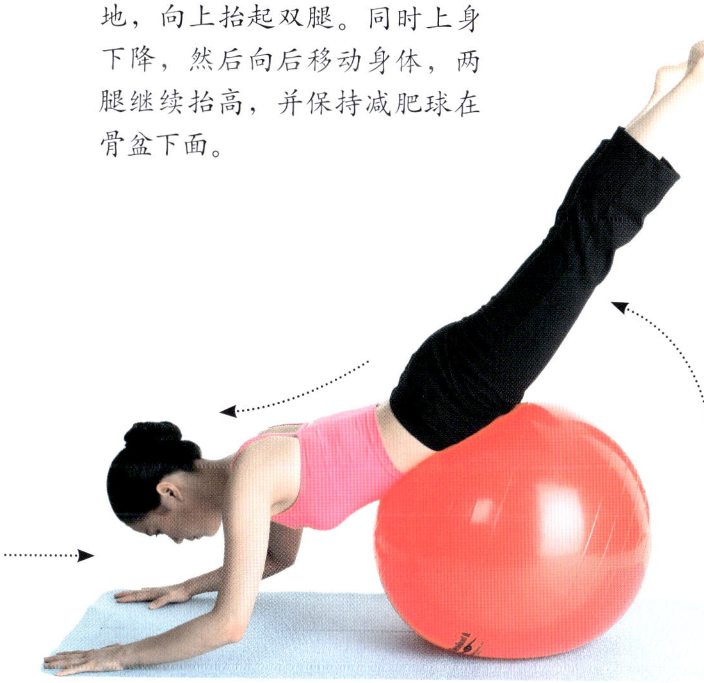

Point

运动过程中，如果双腿并拢抬起，能够锻炼大腿外侧肌肉；如果双腿分开抬起，则能锻炼大腿内侧肌肉。

注意事项

保持上身平衡的状态下向上抬起双腿，腰部就会受力过大。运动过程中一定要时刻保持身体成一条直线。

• 重新回到原来的姿势，放下双腿。

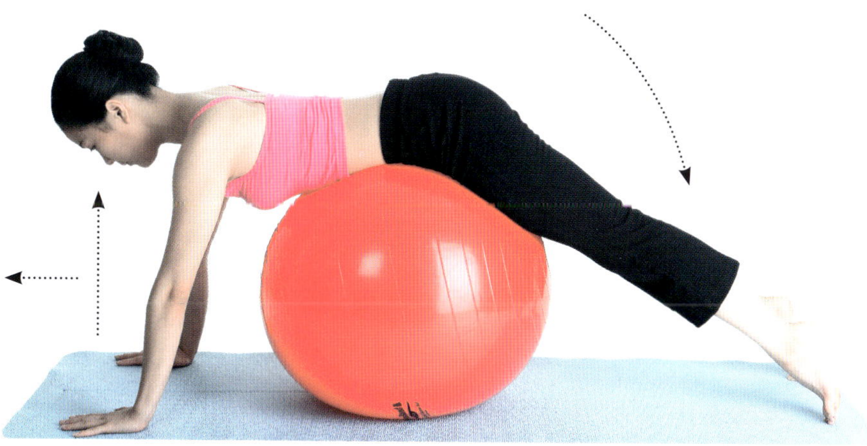

04 背部伸展，舒展背部和腋下肌肉 •中级 · 8遍

这是舒展背部和腋下肌肉的伸展运动。该运动能使紧张的身体放松，使脊椎一节一节地舒展开来。因为背部伸展运动可以舒缓运动刺激后的身体，所以可以作为运动结束后的放松动作来进行。

How To

- 弯曲膝盖，跪在减肥球前，并保持上身直立。然后把双手放到减肥球上。

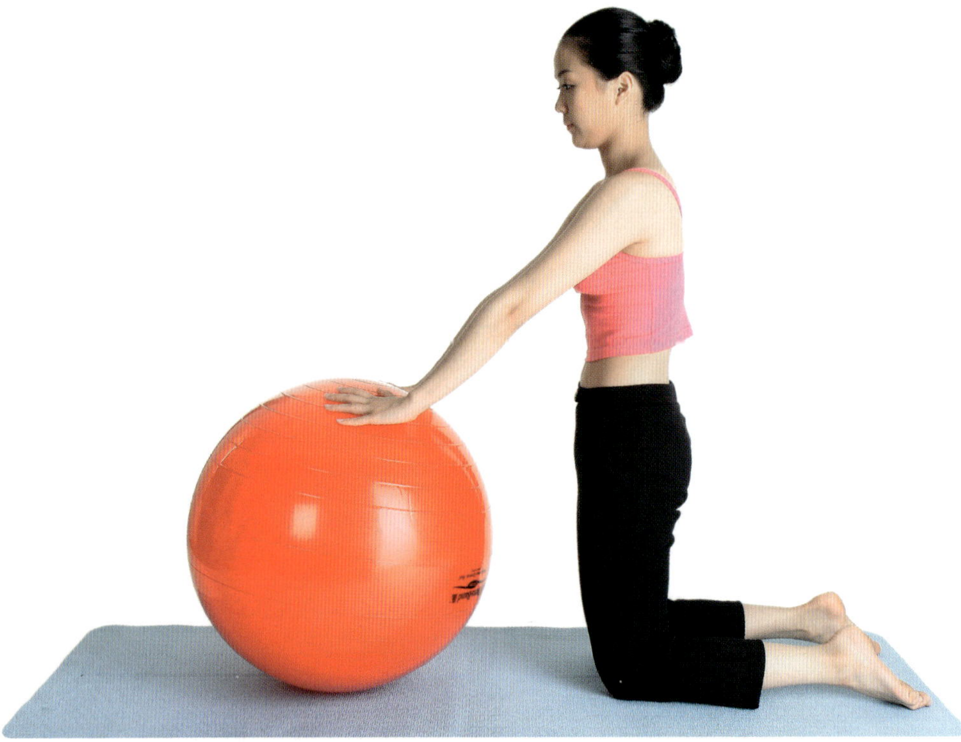

• 缓缓向前推动减肥球的同时，上身下降，保持这个姿势30秒以上。同时头低向双臂之间。

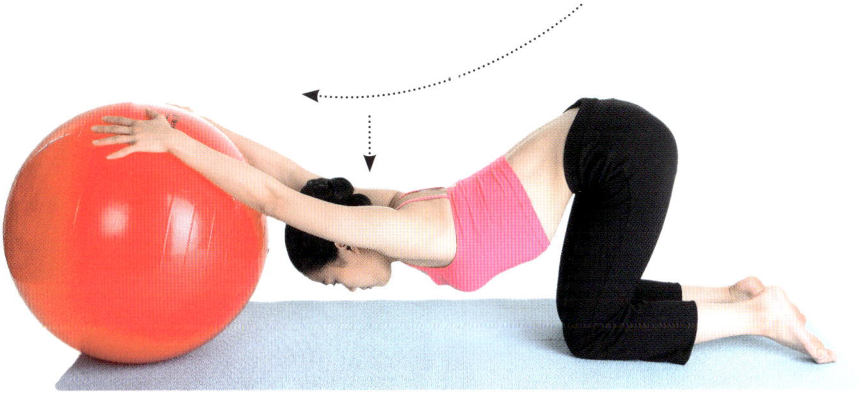

• 身体向一侧扭转，把减肥球滚向旁边。同样保持这个姿势30秒以上。反方向重复同样的动作。

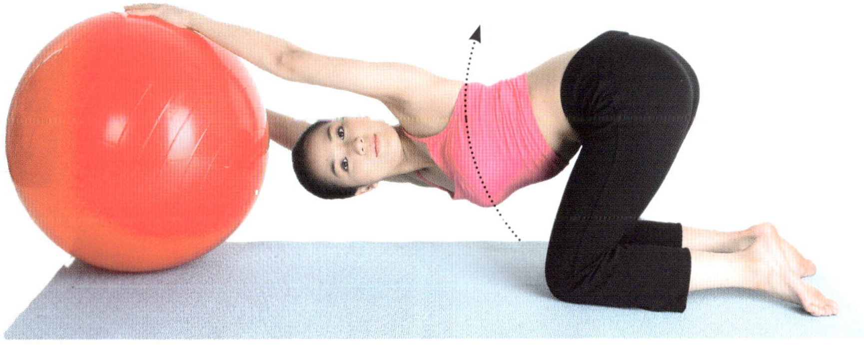

PART 5

玩转减肥球
打造傲人美胸

只要上身凹凸有致，即使脸蛋不漂亮，也会让人感觉有气质，有女人味。胸部是赋予女性特殊魅力的部位。穿着凸显身材的衣服，如果胸部下垂，或者臂部肌肉松垮，即使身体不肥胖，也会给人臃肿、笨拙之感。使用哑铃或者家里闲置的水瓶结合减肥球进行运动，能够帮助练习者塑造凹凸有致的上身曲线，从而增强自信和活力。

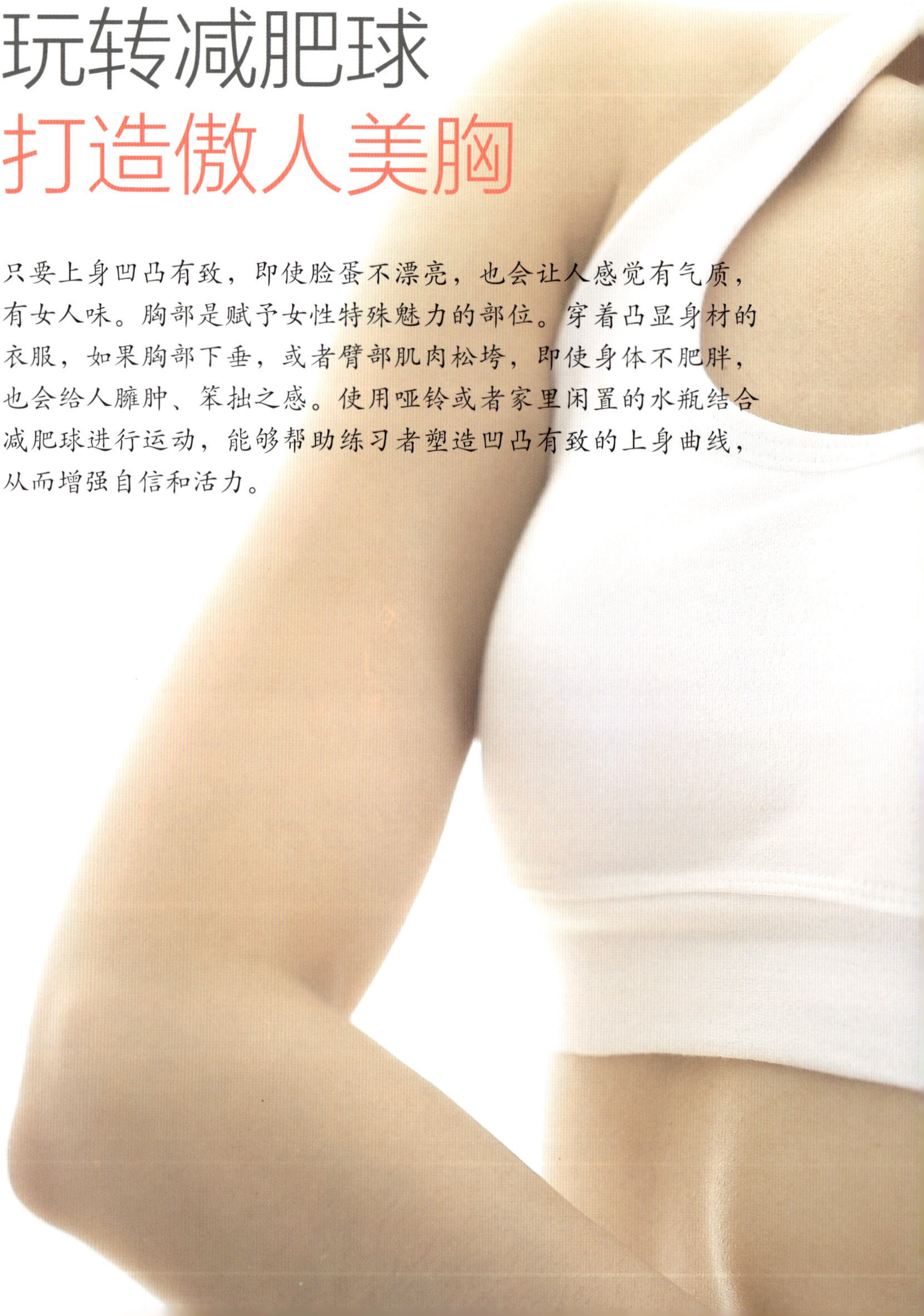

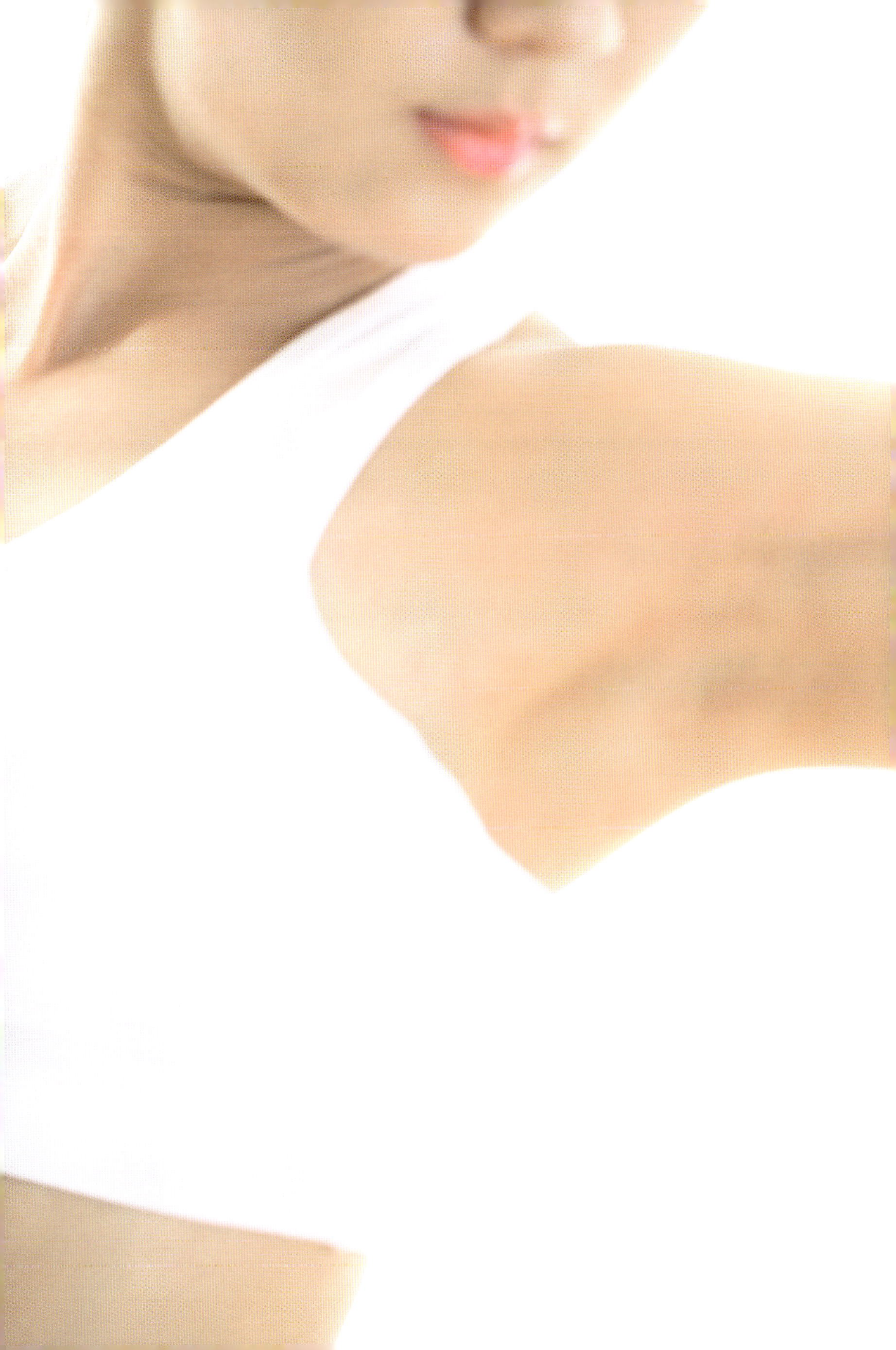

01 转球，让美胸更圆润

•初级 · 8遍

这是用双臂抱紧减肥球练习的一种运动。利用减肥球的阻力，能使胸部和胸外围肌肉收缩，从而增加胸部弹性。由于抱紧和松开减肥球的过程中，二头肌和前腕肌用力，所以重复这个动作，还能增强胳膊肘和手腕的力量。特别是经常使用电脑的人，通过这个运动可以有效缓解手臂和手腕压力。

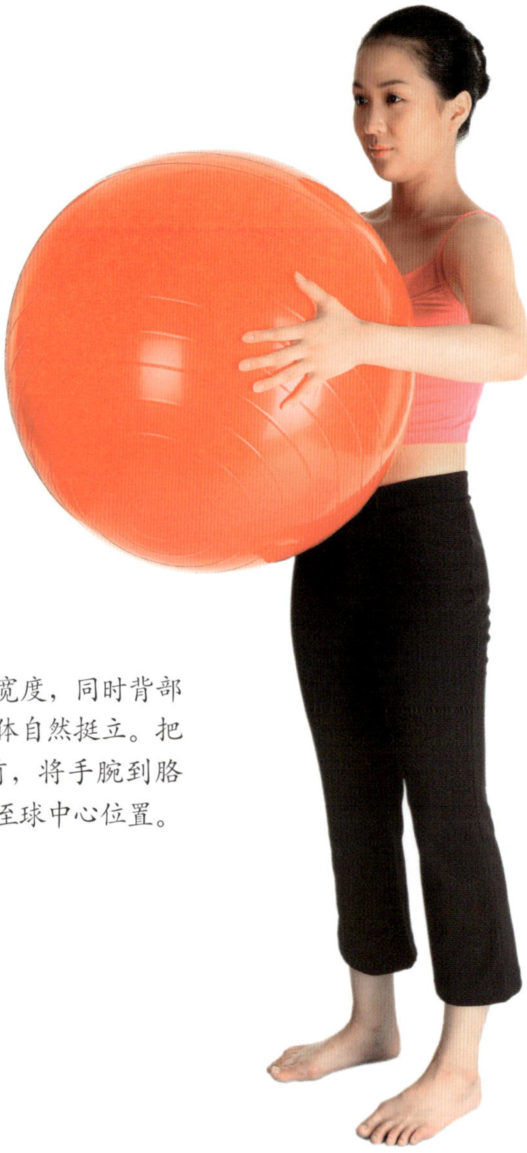

How To

- 将双脚分至骨盆宽度，同时背部和腰部伸直，身体自然挺立。把减肥球抱在胸前，将手腕到胳膊肘内侧依次移至球中心位置。

• 用手腕和胳膊肘内侧把减肥球夹紧，胳膊肘向内侧用力，保持这个姿势3～4秒钟，然后放开。

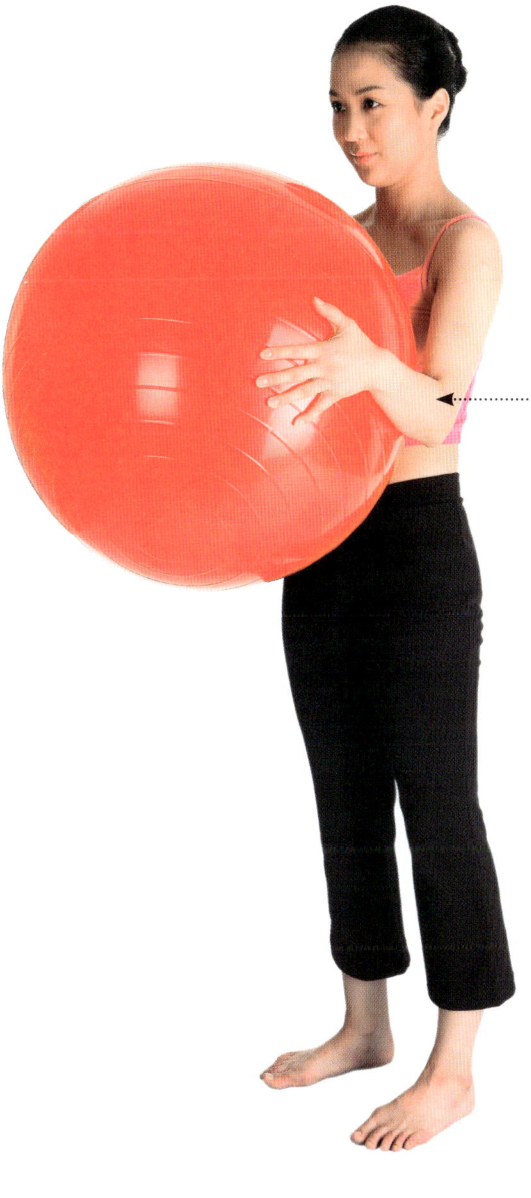

Point

• 站立式运动首要的是端正姿势。运动时双脚分至骨盆宽度，膝盖略微弯曲以减轻膝盖压力。同时收紧腹部和腰部，使背部挺直。运动过程中如果胸部完全舒展，运动效果会更佳。

• 动作熟练后，练习者可以尝试双手抓住减肥球的两侧，慢慢将球抬过头顶，然后放下，回到原来位置。

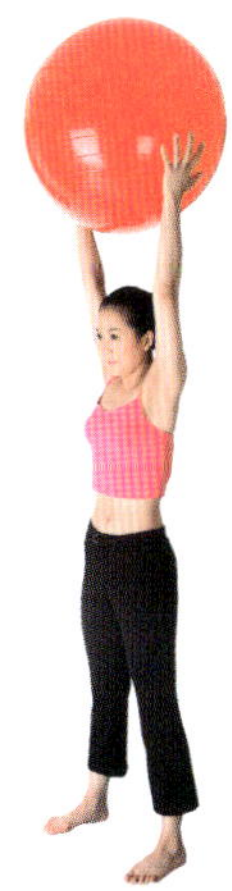

02 手臂聚拢分开式，打造胸部完美曲线 •初级 · 8遍

通过手臂聚拢、分开的运动，可以强化颈部和肩部肌肉，打造胸部和肩膀的完美曲线。如果坐在书桌前一整天，全身酸痛、状态不好的时候练习这个动作，可以放松手臂，缓解身体和心理紧张。

How To

- 坐在减肥球上，腰部挺直。同时将双脚分至骨盆宽度，膝盖弯曲成直角，收紧腹肌。然后双手举起哑铃，聚拢到胸前，同时胳膊肘向外弯成圆形。

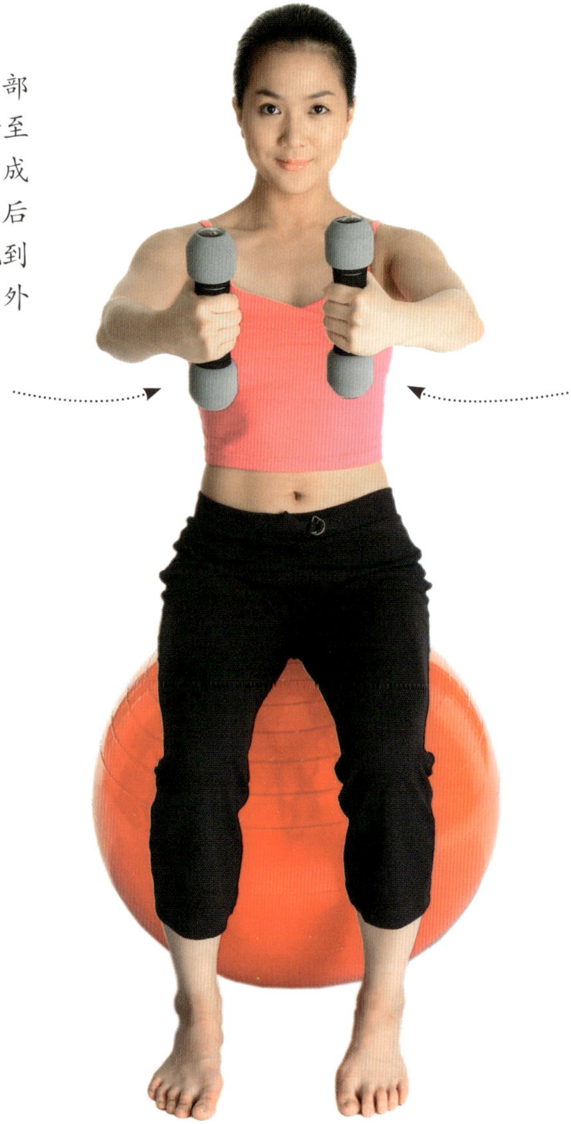

• 吸气、呼气的同时，双臂向两边分开。同时腹部用力，再吸气，重复以上动作。

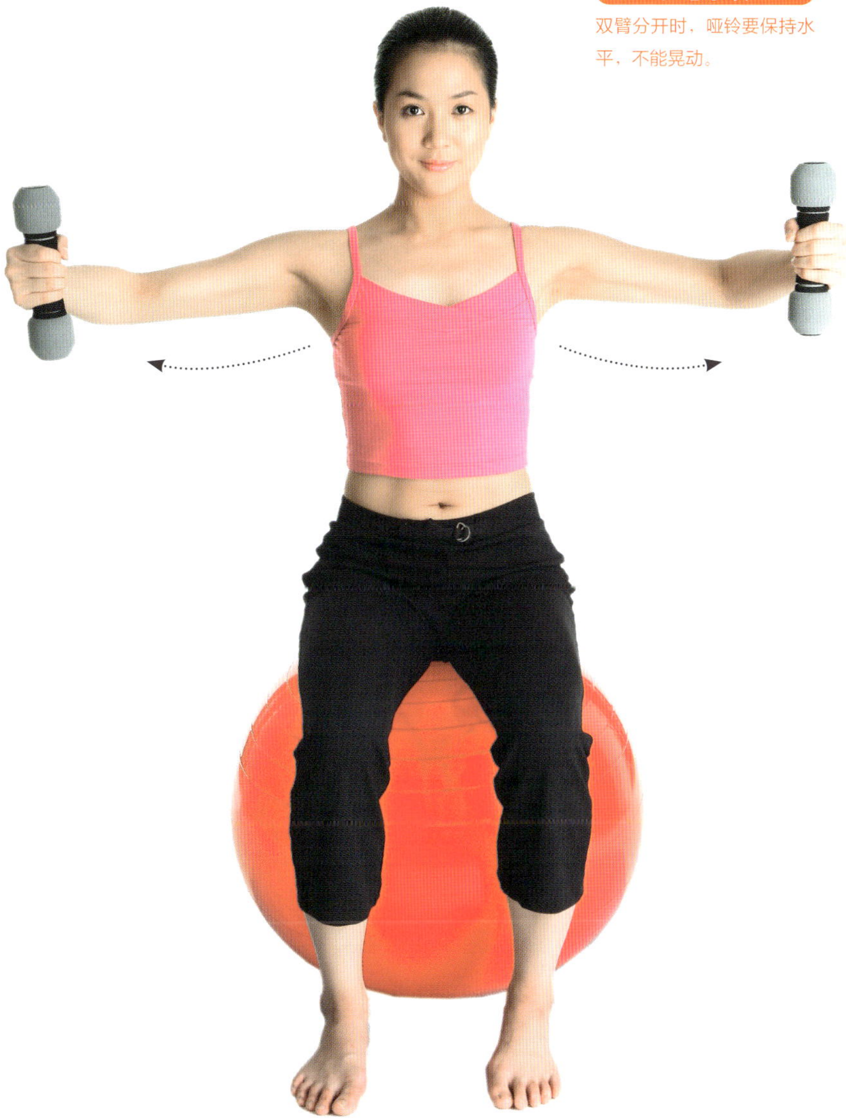

注意事项

双臂分开时，哑铃要保持水平，不能晃动。

03 手臂靠拢，增加胸部弹性

•中级 · 8遍

这是一种躺在减肥球上、把哑铃向胸前靠拢的运动。背靠在减肥球上，这样身体重心就需要很大的力量来支撑。如果反复练习这个动作，就能够使胸部和手臂肌肉富有弹性，同时还能够增强腹部和腰部力量。要注意肌肉收缩时呼气，回到原始状态时吸气。

How To

- 躺在减肥球上，双脚着地并且分至骨盆宽度，同时膝盖弯曲成直角，颈部伸直。手臂张开宽于肩膀，然后将哑铃从与下巴齐平的高度向上举起。

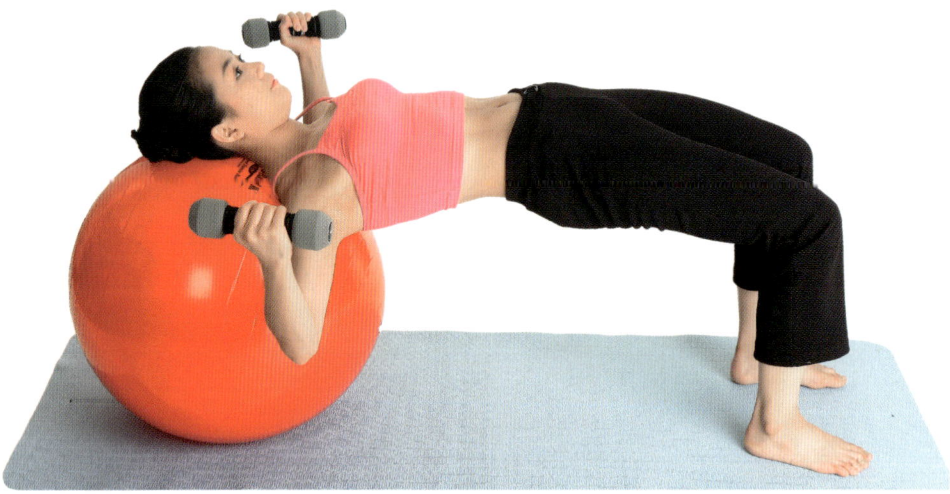

- 呼气，同时手臂向上画弓形靠拢，然后用力至完全伸直。吸气，从胸前缓缓放下哑铃。

注意事项

放下哑铃时，胳膊肘要保持垂直状态。

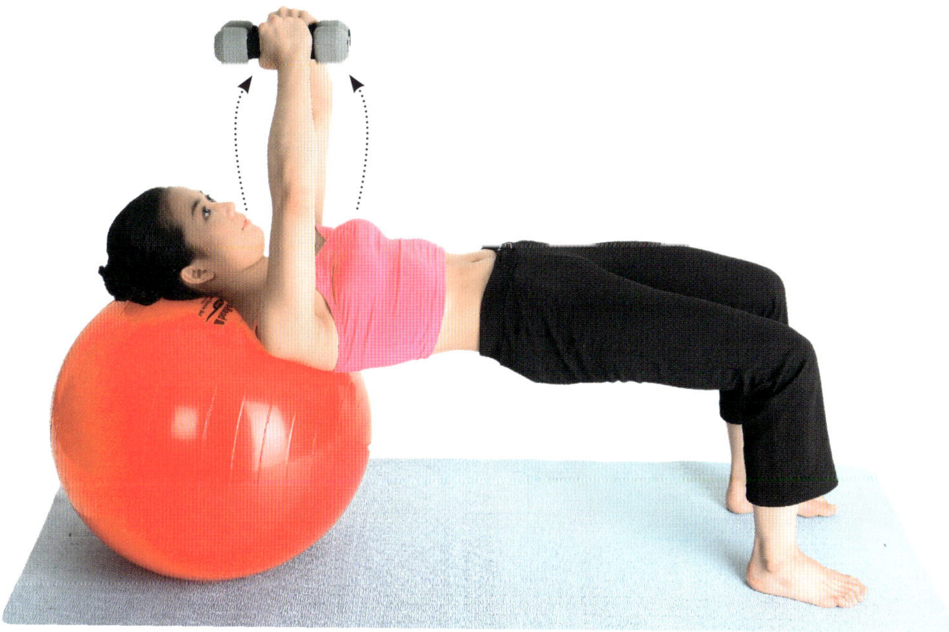

04 肩胸背伸展，肩部、胸部和背部三合一伸展放松

• 中级 · 8遍

这是一种集放松肩部、胸部和背部三种伸展动作于一体的运动。作为运动前后一定要做的伸展运动，能够起到放松脊椎，增强脊椎柔韧性，并防止脊椎弯曲的作用。即使不用减肥球，平时坐在椅子上经常做此运动也有很好的效果。

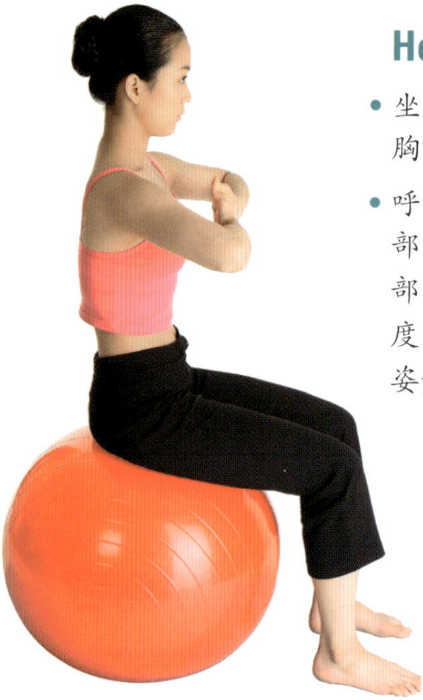

How To

- 坐在减肥球上，端正姿势。双手交叉于胸前。
- 呼吸的同时，双手向胸前伸直，同时背部向后弯成圆形。把骨盆拉向身体，腹部向背部贴紧。注意不要使肩膀肌肉过度紧张，同时下巴低向胸前。保持这个姿势10秒后回到原来的位置。

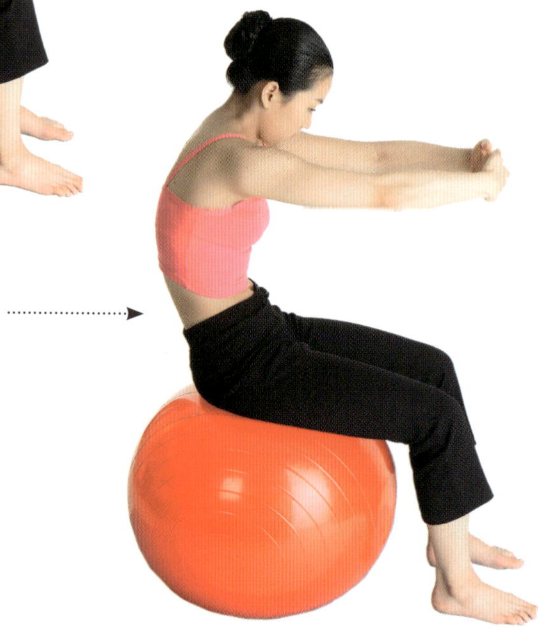

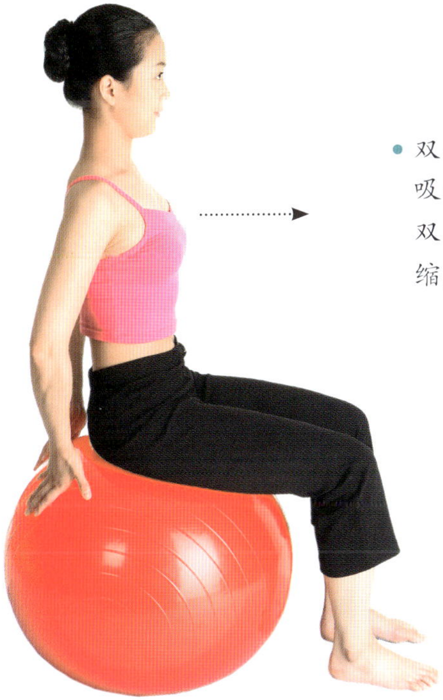

- 双手放到腰后，背部挺直。呼吸的同时，胸部迅速舒展，使双肩轻轻前移。腹部尽力收缩，以保持腰椎挺直。

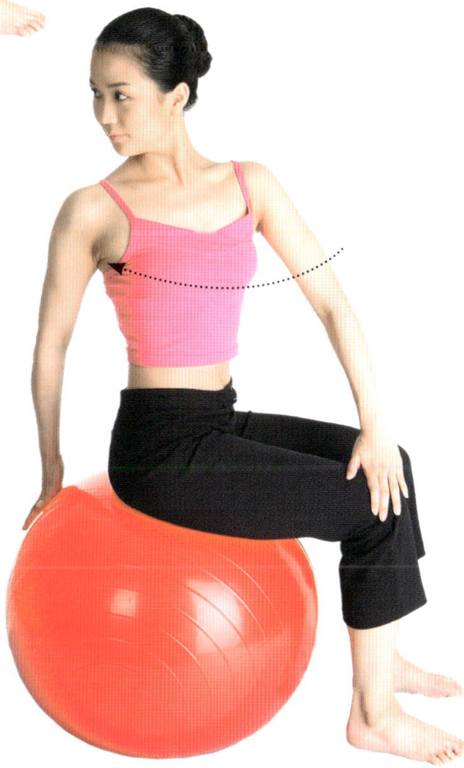

- 端正身体，呼吸的同时，双肩带动上身用力向右边扭转。注意要使腰、背、肩膀完全扭转。这时视线看向右侧肩膀方向。反方向重复同样的做法。

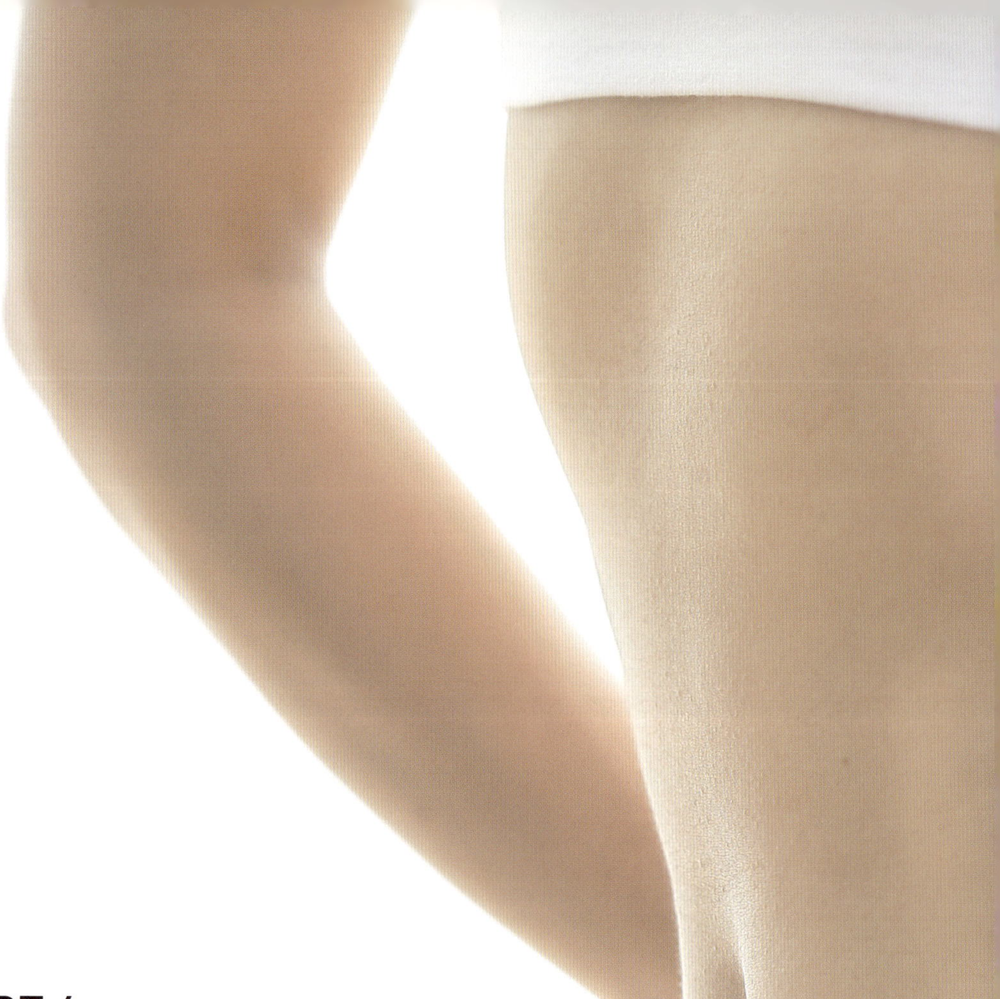

PART 6

玩转减肥球
狂甩肚皮肉

最为让女性烦恼的也许就是肚皮上的赘肉。肚皮上赘肉的形成跟不正确的姿势密不可分，如果坐着或者站立的时候有挺肚的习惯，就容易造成小腹突出，从而给腰和骨盆以巨大压力。所以要想消除肚皮赘肉，最基本的就是要端正姿势。让我们用减肥球运动来矫正姿势，通过肌肉运动强化腹肌，使腹部紧致富有弹性。

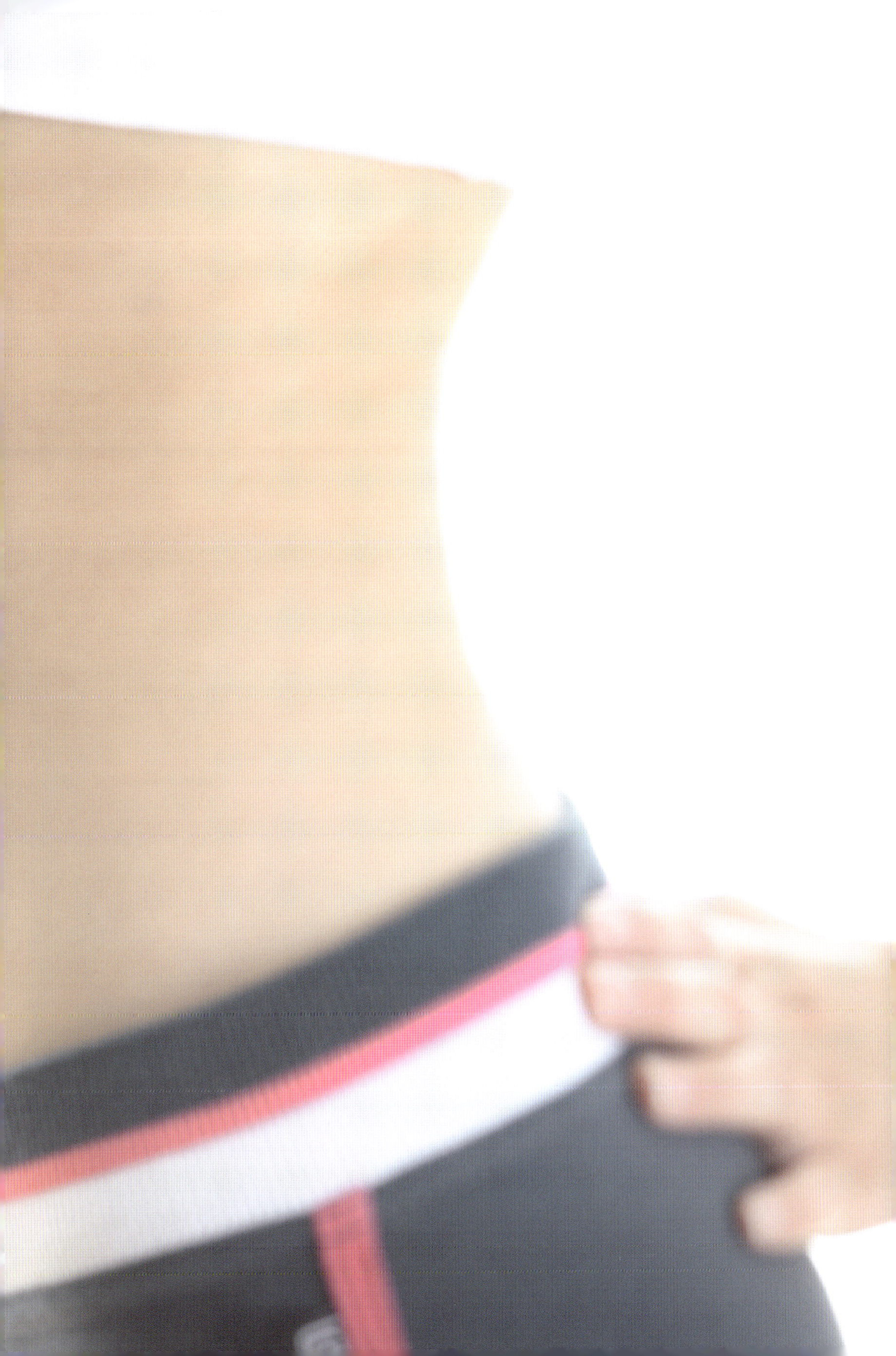

01 提升上身Ⅰ，增强腰腹部血液循环 •初级 · 8遍

在减肥球上做提升上身运动，不但能消除赘肉、锻炼腹肌，而且还有助于促进血液循环，排出体内淤积的毒素，从而强身健体。同时运动的时候伸展腹部，还能增加背部和腰部的柔韧性，所以也可以作为减肥球运动前后放松身体的动作。

How To

- 肚脐朝上，背靠减肥球，躺下。

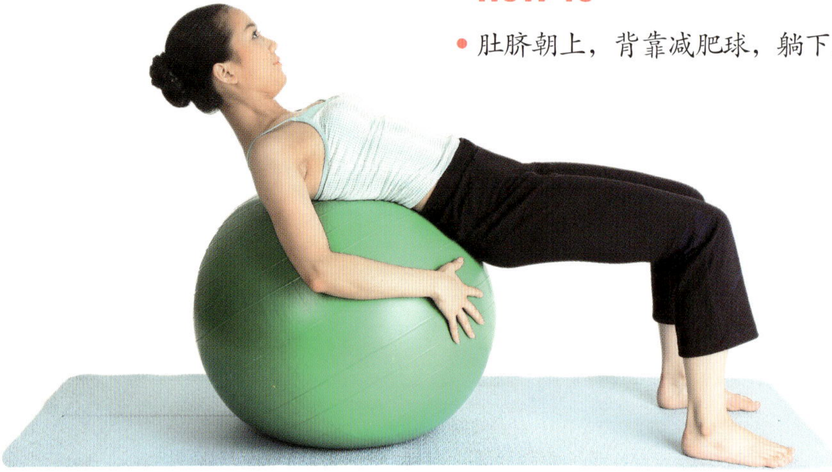

- 将双脚分至肩膀宽度，膝盖弯成直角，或者稍微倾斜。这时臀部以上的腰部与减肥球接触。腹部和背部平行成一字，使腹部有拉伸感。同时颌首，双手合并于胸前。

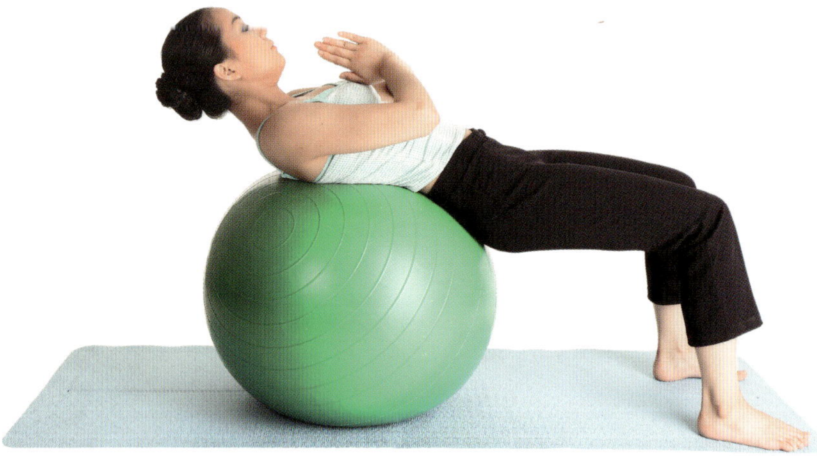

• 正视前方，吸气、呼气的同时，缓缓抬起上身，直到肚皮有紧绷感。这时收紧腹部和骨盆，吸气，然后回到原来姿势。不要心急，慢慢移动，必须要感觉到肚皮的紧张。

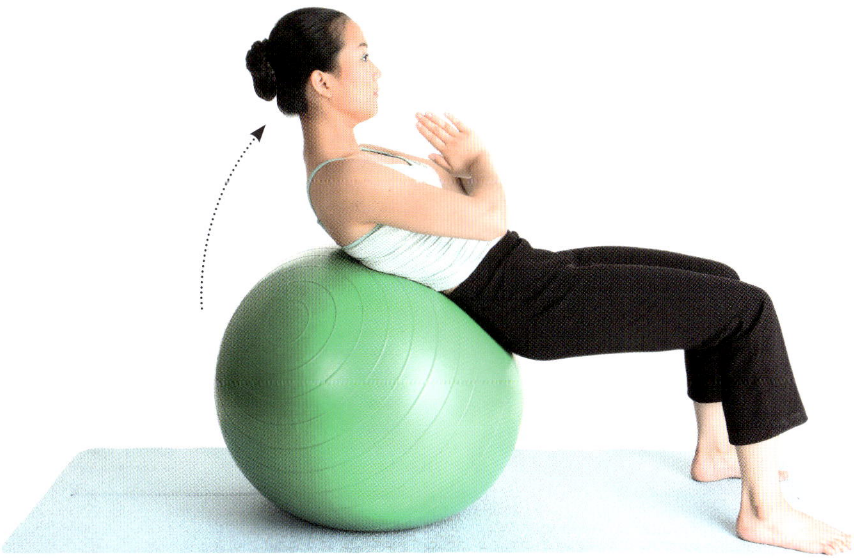

Point

根据双手放置的位置不同，运动的强度会有差异。运动的时候，中级者可以把双手放在脑后，高级者可以把双手举过头顶。

02 提升上身Ⅱ，消除腹部和腰部赘肉 •中级 · 8遍

与“提升上身Ⅰ”的动作相同，只是双手放置的位置不同。躺在减肥球上运动的强度是躺在地上运动强度的2～3倍，所以减肥球运动的效果更佳。通过该运动不仅可以消除腹部和腰部赘肉，还能强健全身。

How To

- 背靠减肥球，躺下，使得臀部以上的腰部与球面接触。同时将双脚分至骨盆宽度，膝盖弯曲成直角。

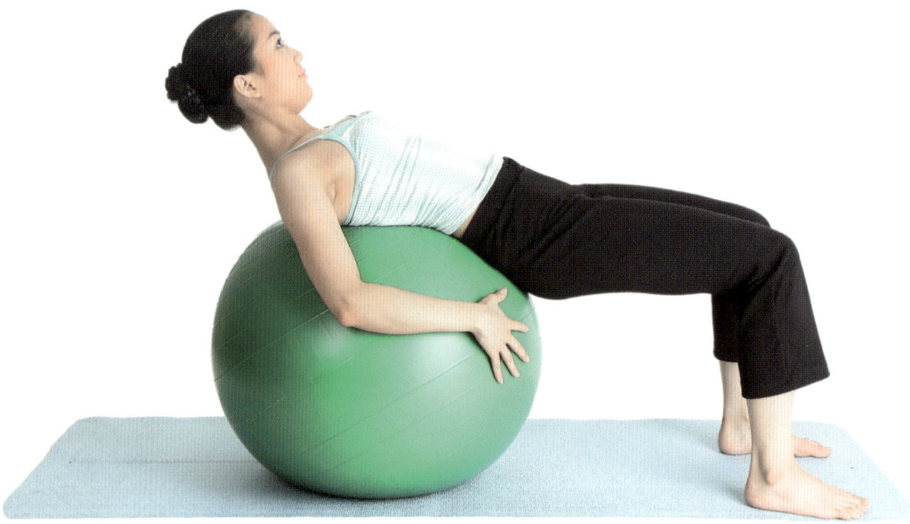

• 双手放到脑后，脚后跟分开，同时下巴抬起，与胸部留有一个拳头大小的空间，视线自然向上。

注意事项

胳膊时向上弯曲会挤压到头部，所以运动时胳膊肘要一直舒展开。

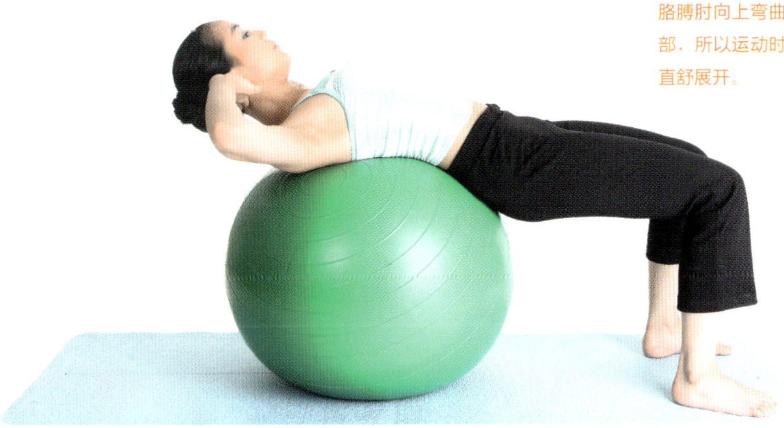

• 吸气、呼气的同时，抬起上身。这时要充分感觉到腹部的拉伸。吸气，然后回到原来的位置。

Point

• 双手举过头顶，运动的强度会更高。

• 动作熟练后，可以尝试在腹部用力的状态下，双脚交替地从地面抬起。

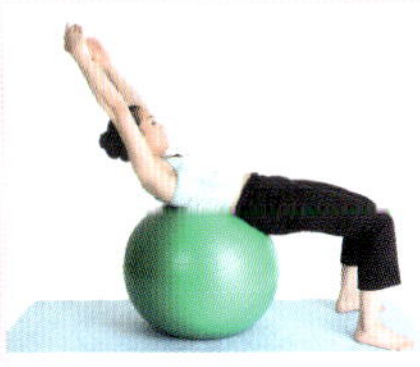

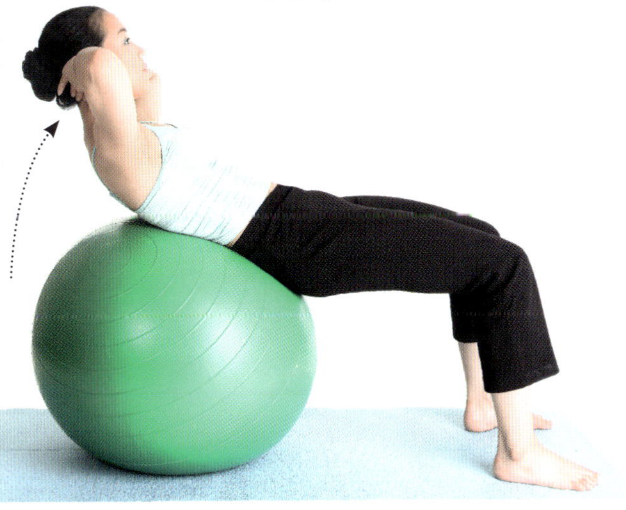

03 滑动上身，使新陈代谢更加通畅 •高级 · 4遍

滑动减肥球是让全身的骨头和肌肉均衡活动的一种运动。作为一种全身运动，它能够使身体变得轻松灵活，使新陈代谢更加通畅，而且还能激活身体各个器官的功能。在身体乏力的时候做这个运动，可以使身体重新焕发生机。

How To

- 膝盖弯曲下跪，同时双臂分至肩膀宽度，放在减肥球上。然后双手攥拳，收紧腰部、腹部和臀部，身体自然挺立。

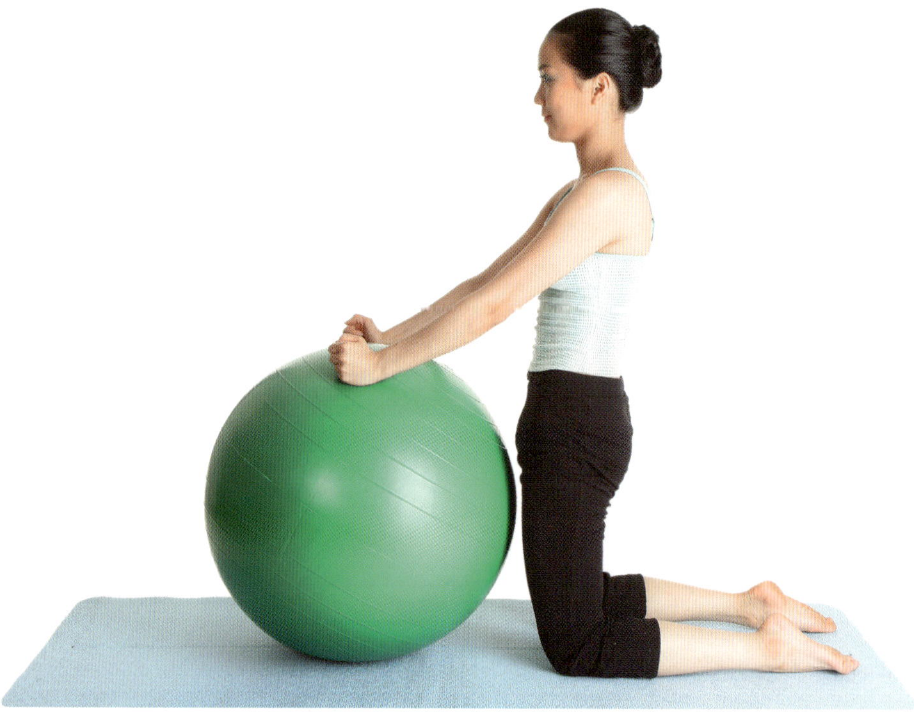

- 吸气，同时慢慢向前移动身体，以带动减肥球滚动，这时让胳膊肘接触球面。

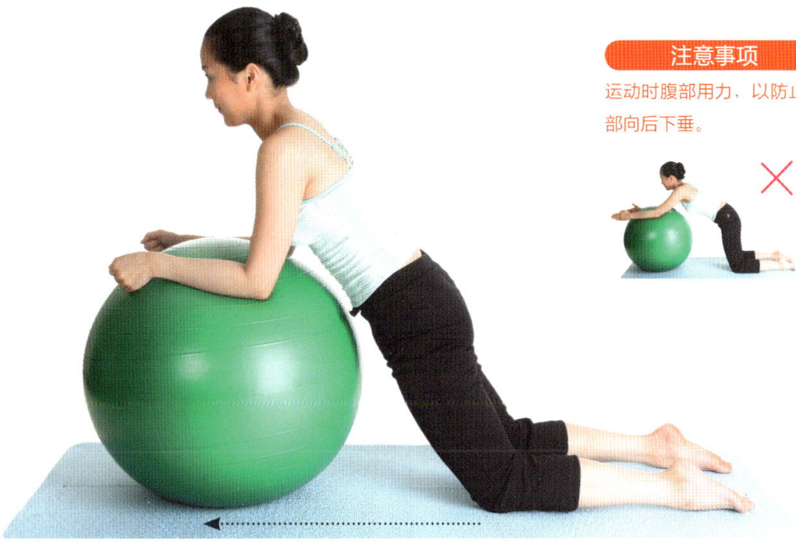

注意事项

运动时腹部用力，以防止臀部向后下垂。

- 呼气，同时带动减肥球滚动。胳膊肘伸直，使身体成直线。这时进一步收紧身体的重心部位。再次吸气、呼气的同时，滚动减肥球，然后回到原来的位置。

Point

动作熟练后，尝试用胳膊肘抵住减肥球，膝盖放松，脚尖触地，双腿伸直。

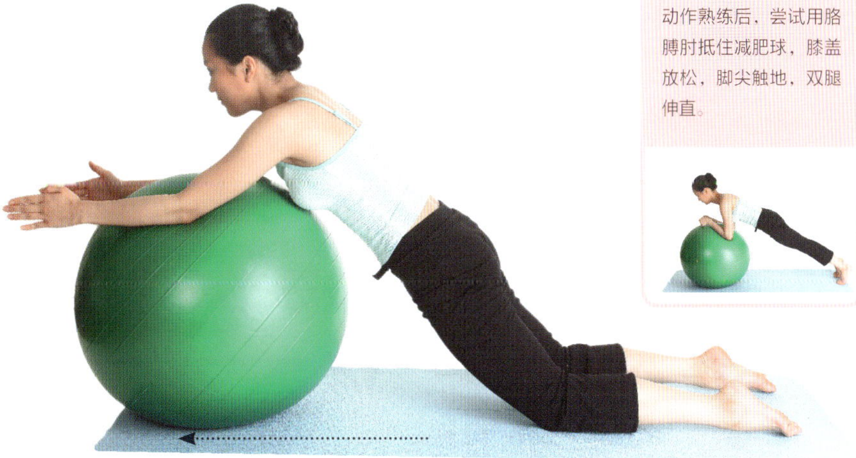

04 挤压肋下，锻炼腰部外围肌肉 •初级 · 8～10遍

如果脊椎弯曲，会很容易产生疲惫感，也很容易生病。这个运动对矫正弯曲的脊椎有很好的效果。同时还可以锻炼腰部外围肌肉，塑造凹凸腰线。动作比较简单，但是要注意保持正确的姿势。

How To

- 侧躺在减肥球上，骨盆紧贴球面。内侧腿膝盖弯曲着地，同时外侧腿伸直与上身成一条直线。用内侧胳膊环抱住减肥球，另一只胳膊轻轻放到脑后。

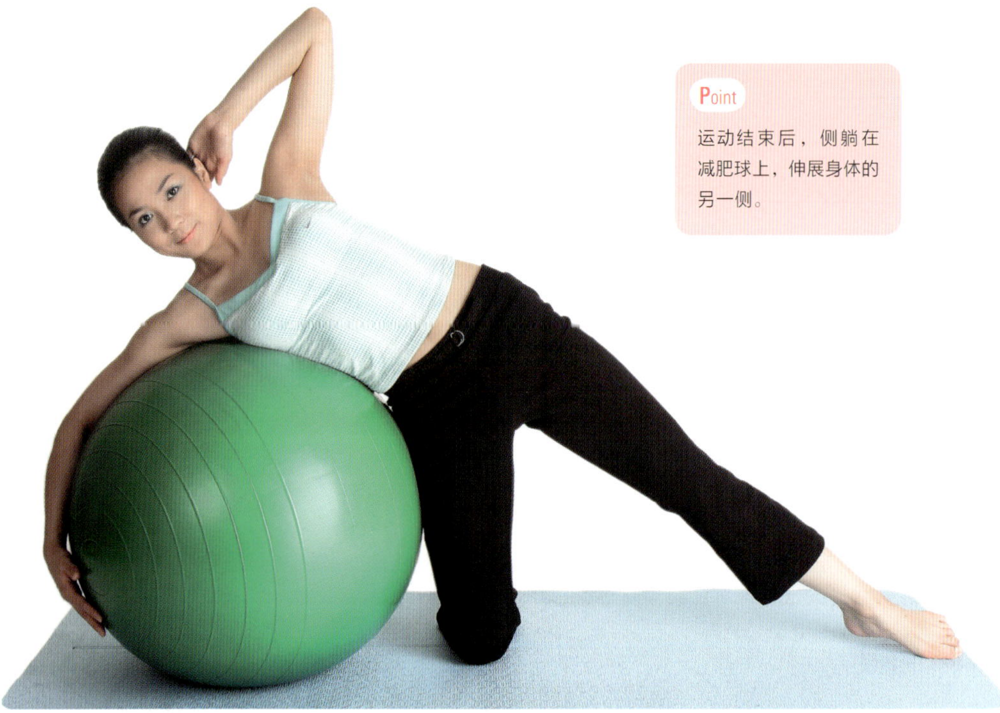

Point

运动结束后，侧躺在减肥球上，伸展身体的另一侧。

• 外侧胳膊肘向骨盆方向靠拢，使劲收紧肋下，然后回到原来的位置。两侧交替重复运动。

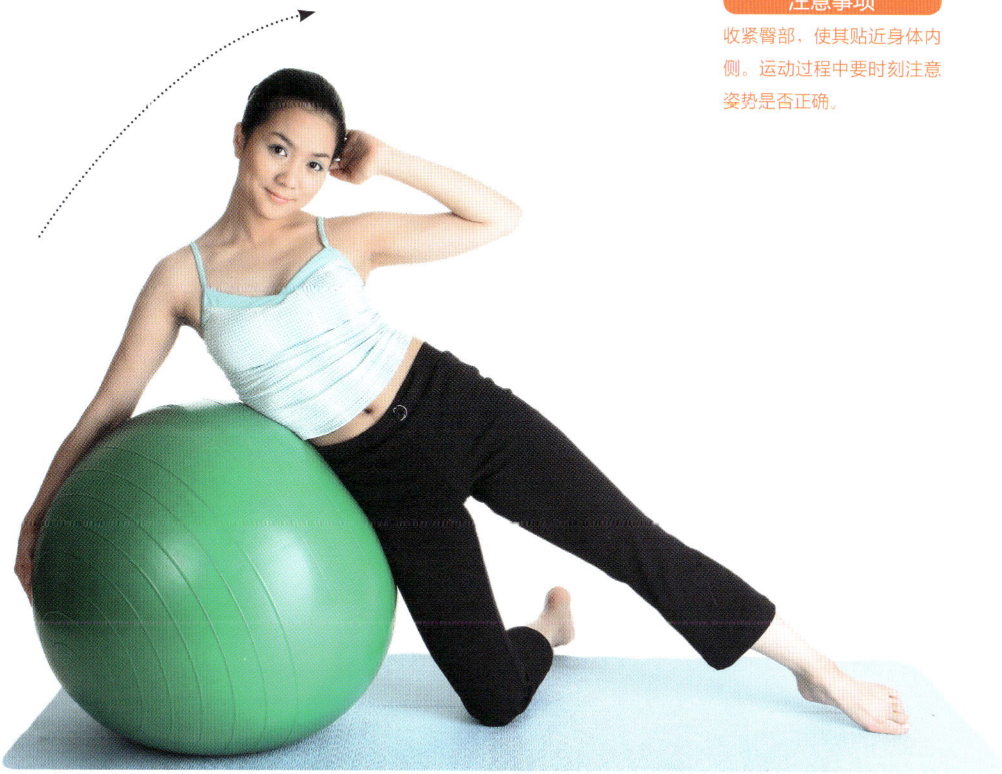

注意事项

收紧臀部，使其贴近身体内侧。运动过程中要时刻注意姿势是否正确。

05 放松肋部，经脉畅通瘦腰腹

压力过大容易使肋部经脉不畅，从而产生赘肉，使肋部肌肉变得松弛。想要消除腰腹赘肉，能够紧致肌肤的伸展运动是首选。这项运动可以放松肋部，给身体提供充足的氧气，心情也随之愉悦起来。

How To

- 坐在减肥球上，双腿分开，同时膝盖弯成直角，挺胸坐直。

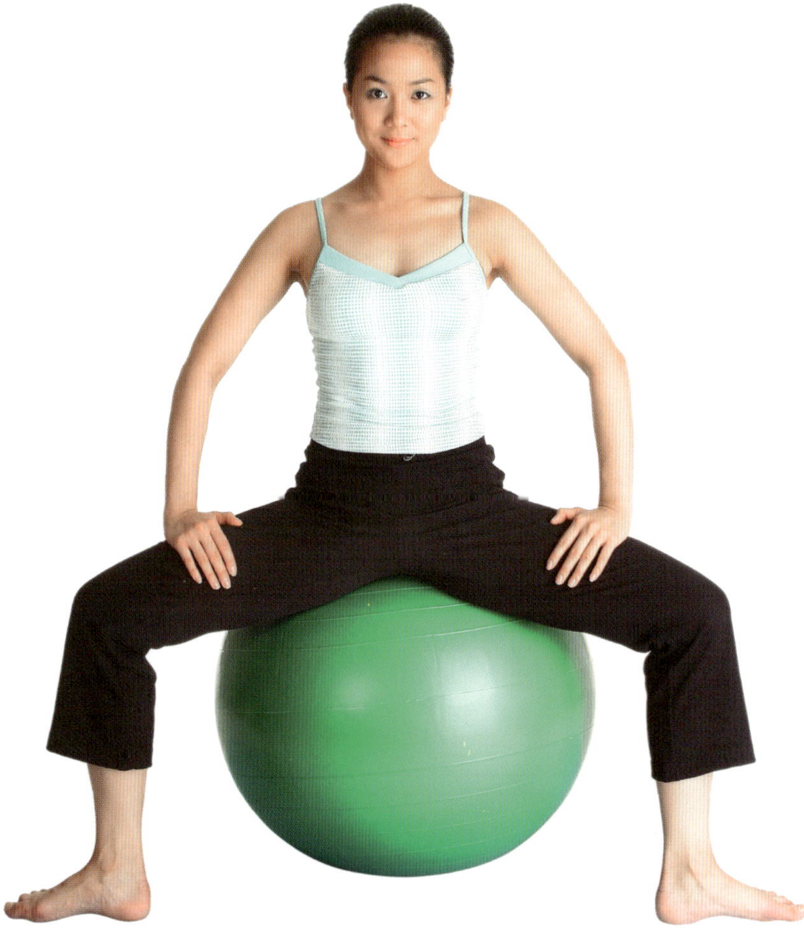

• 呼吸，同时右臂向上伸直，身体弯向左边。这时收紧腹部，防止腰部后仰，同时身体向前倾斜。保持这个动作10秒以上，然后反方向重复相同的动作。

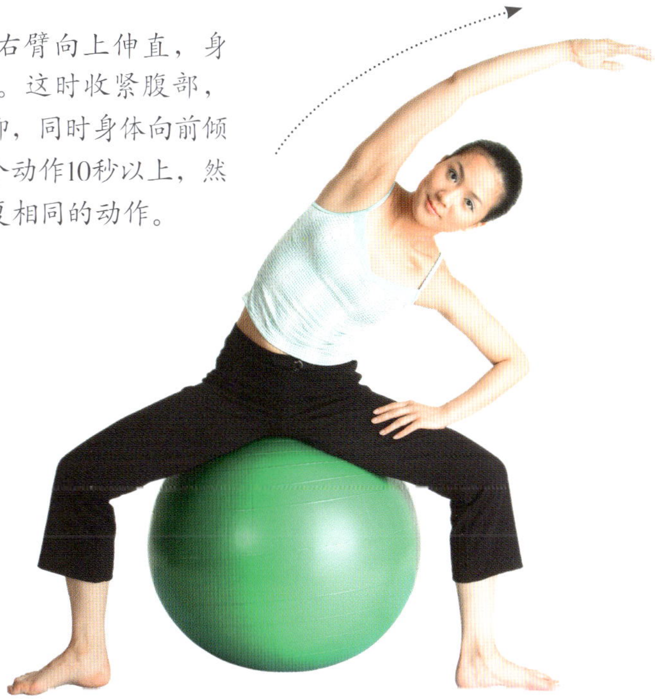

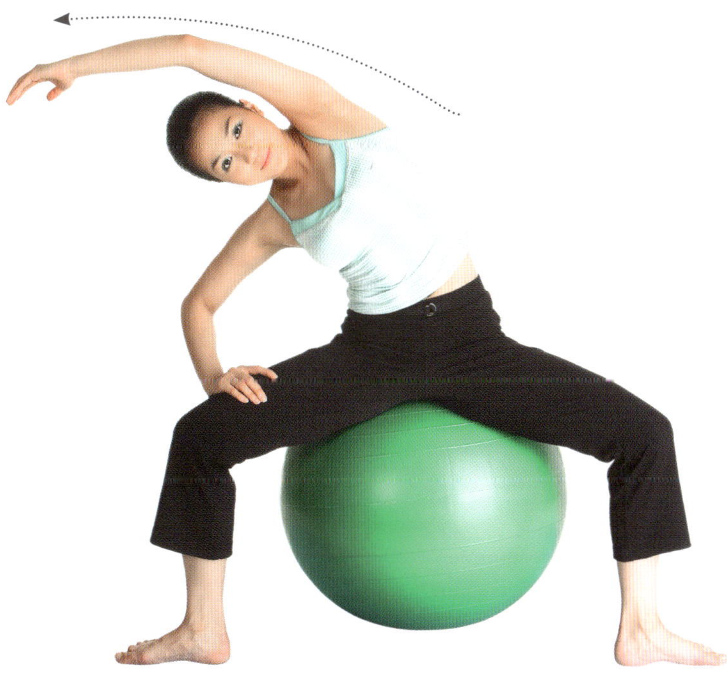

06 举球，预防水桶腰

•中级 · 5～6遍

小腹的赘肉俗称“年轮肉”，赘肉过多不仅不利于健康，而且“水桶腰”体型穿衣也穿不出风格。这个运动是通过双腿举球来强化腹肌，所以对消除小腹赘肉有显著效果。运动过程中，如果腰腹部有疼痛感，要马上停止运动。

How To

- 平躺，用双脚后跟把减肥球夹紧，然后举起，直到双腿与地面垂直。双手着地，以保持身体平衡。颔首，给腹部压力以使腹肌收缩，同时腰部紧贴地面。

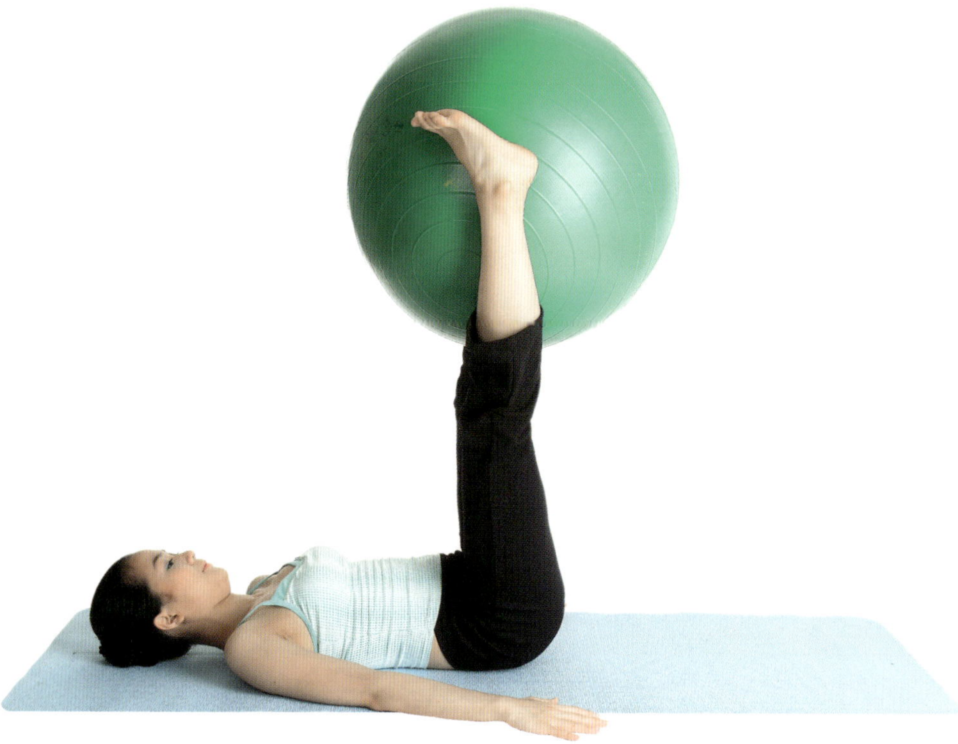

• 缓缓放下双腿，直至与地面成45°，然后回到开始姿势。运动过程中注意背部要始终紧贴地面。

Point

腰部力量较小的人，可以把双手放到骨盆下面，以支撑腰部。

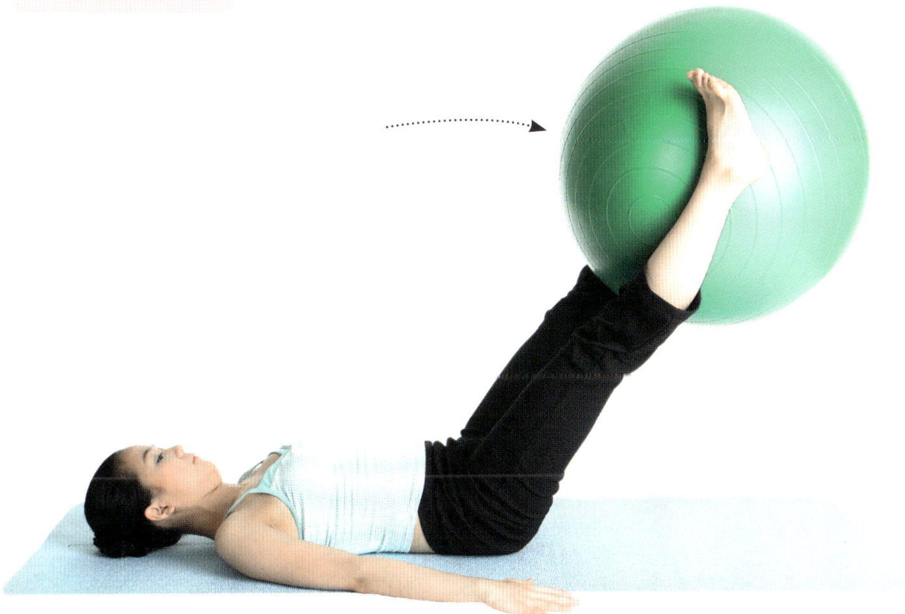

07 转体，收紧腰部外围曲线

• 中级 · 8遍

腰部和腹部赘肉过多的话，会给人臃肿的感觉。这个运动通过旋转身体，能够收紧腰部外围曲线、紧致肌肉，从而消除腰部和腹部的赘肉。但只有整个身体进行旋转运动时，才能使身体真正变得轻松，使腰肌和腹肌变得结实。

How To

- 背靠减肥球，躺下，骨盆以上腰部接触球面。同时将双脚分至骨盆宽度，膝盖弯成直角或者稍微倾斜。

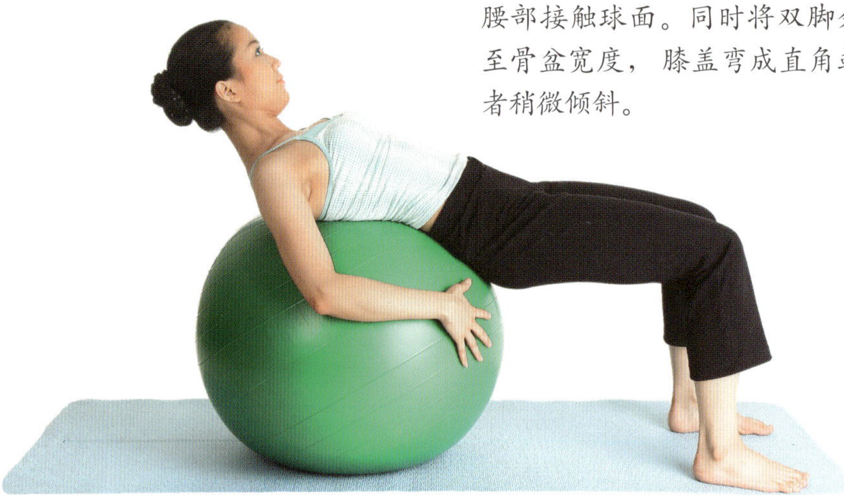

- 右手着地以支撑身体，左手放于脑后。

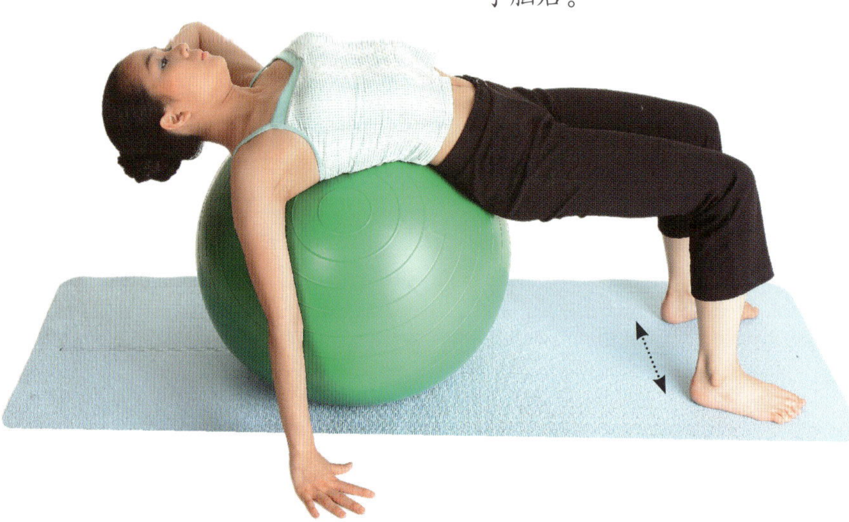

- 抬起右腿膝盖，与左胳膊肘靠近。腹部右侧完全收紧，然后放开，回到原来的姿势。反方向重复相同的动作。

Point

稍微简单点的运动方法，是在单腿着地状态下，伸直对侧的手并碰触膝盖。

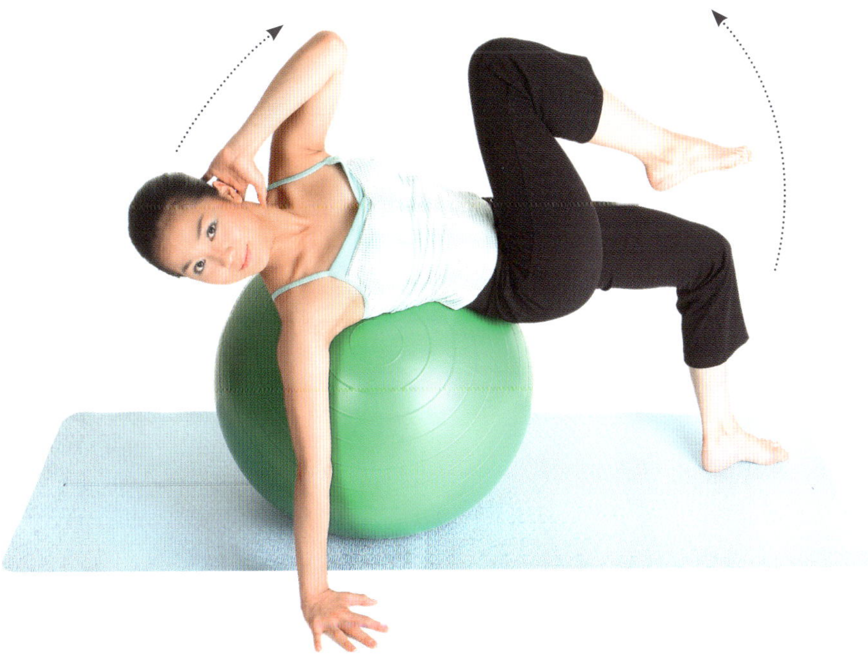

注意事项

胳膊肘拉向膝盖时，要确切地感觉到肩膀至后背处收紧。这时视线看向对侧的肩膀。

08 转腰，锻炼腹部和腰部肌肉

•中级 · 8遍

腰肢酸痛会让人感觉全身沉重乏力，无精打采。现在让我们来刺激一下腰外围部位。坚持转腰运动能锻炼腹部和腰部肌肉，使腰部曲线更加流畅。同时腰痛病症也会消失，身体内部循环通畅了，心情也自然开朗起来。

How To

- 背靠减肥球，躺下，使得骨盆以上的腰部接触球面。同时双脚分至肩膀宽度，膝盖弯曲成直角。
- 右手环抱减肥球，左手放到脑后。同时身体向右侧扭转，身体的重心移动到减肥球中央位置。这时耳垂、肩膀、腋下、骨盆和膝盖要成一条直线。

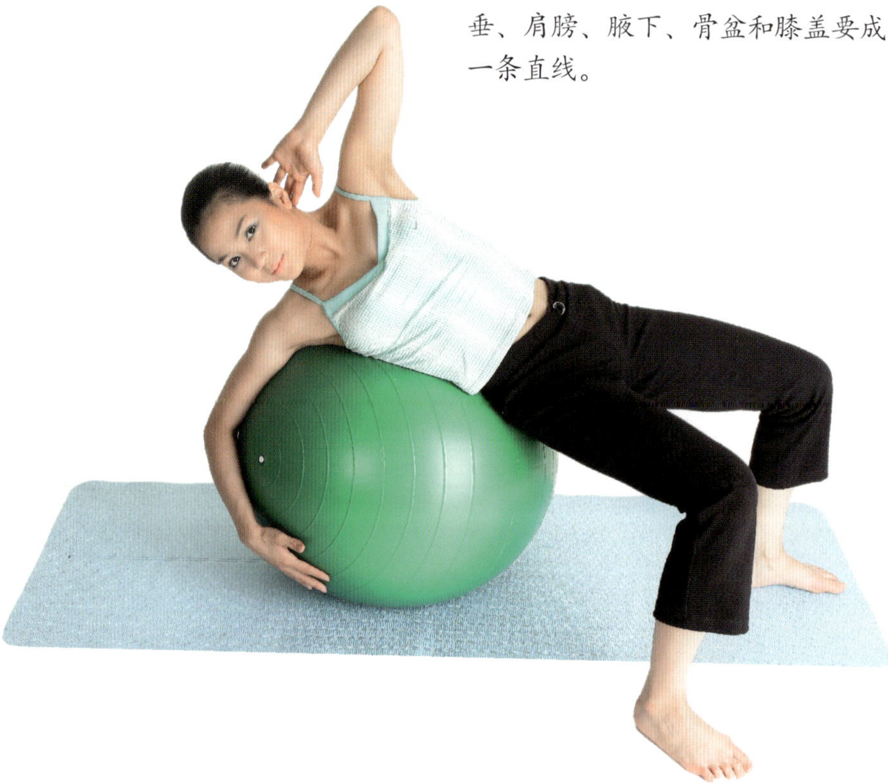

- 抬高上身，收缩腹肌，同时胳膊肘努力伸向同侧膝盖，以此收紧腰部。然后放松，回到原来位置。反方向重复同样的动作。

Point

收紧腰部时，可以把放在脑后的手移至运动部位，以确认腰部收缩的程度。

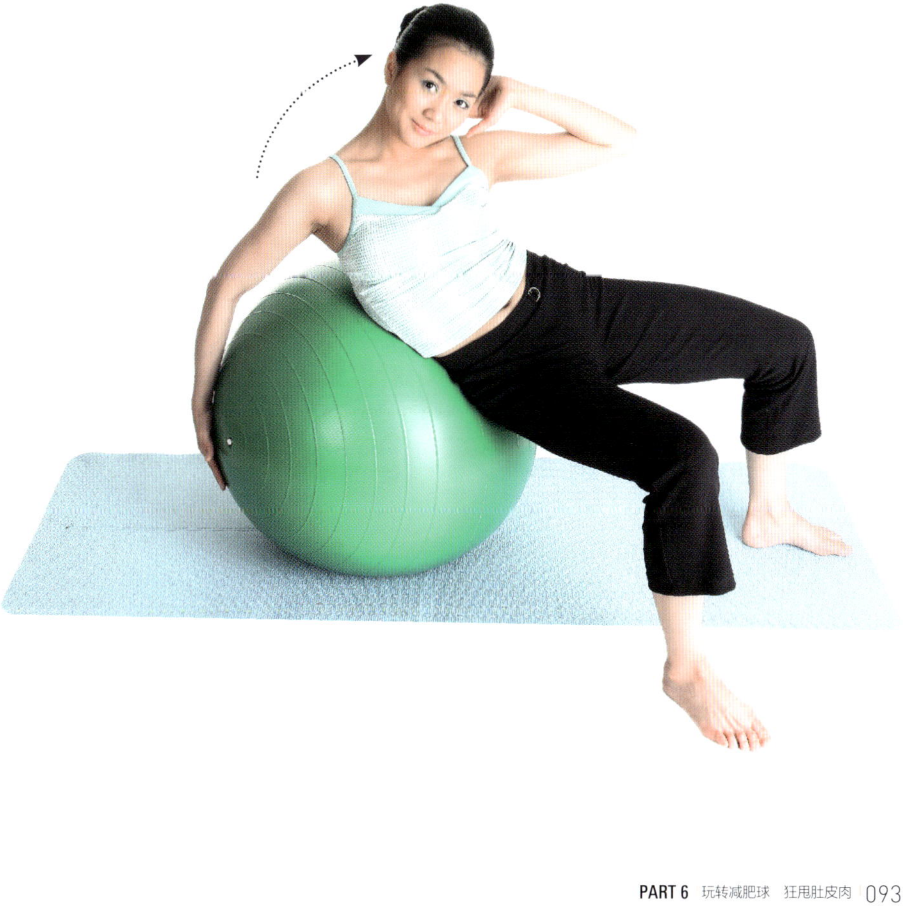

09 反转腹部，有效强化腹肌

•初级 · 8遍

与提升上身的运动不同，这个运动是提升腿部的。由于姿势比较简单，所以不会产生疼痛感，躺在床上也可以进行。这个运动适合那些颈部或者肩膀肌肉僵化、不适宜做高强度运动的人。该运动能够强化腹肌、强健腰部。

How To

- 平躺在地上，双腿放到减肥球上，然后脚后跟和小腿用力夹紧减肥球。同时双手着地以支撑身体。注意此时肩膀不要太过用力。

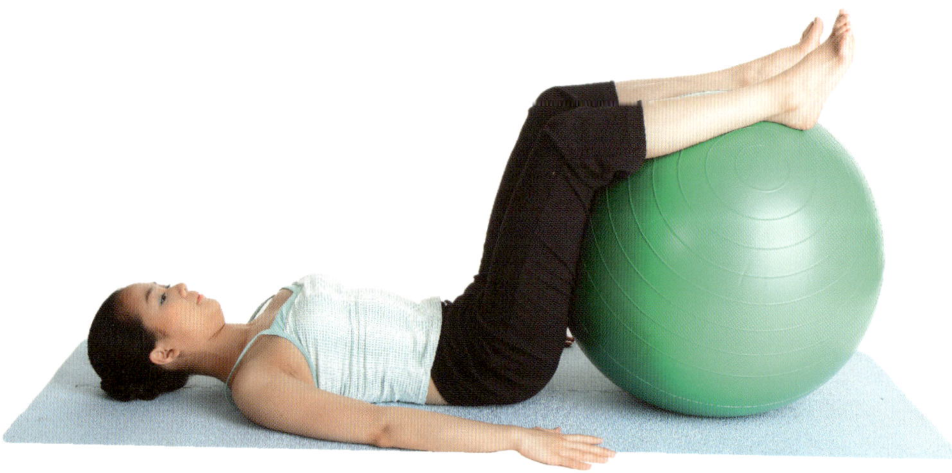

注意事项

收腹时肩膀和颈部不能太过用力。

• 吸气、呼气的同时缓缓提臀，靠双腿把减肥球夹起来。这时腹部用力，膝盖弯向胸部，一直到大腿碰触胸部为止，然后吸气，放下双腿。

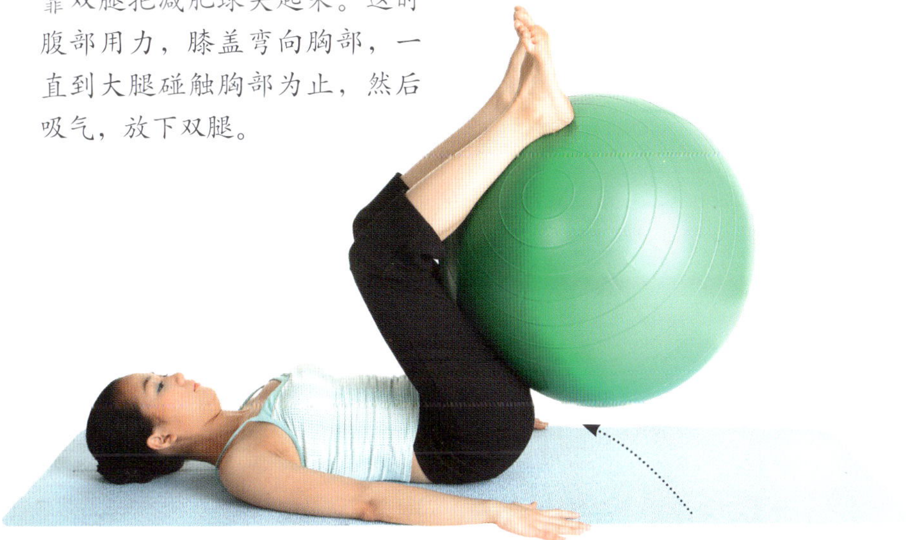

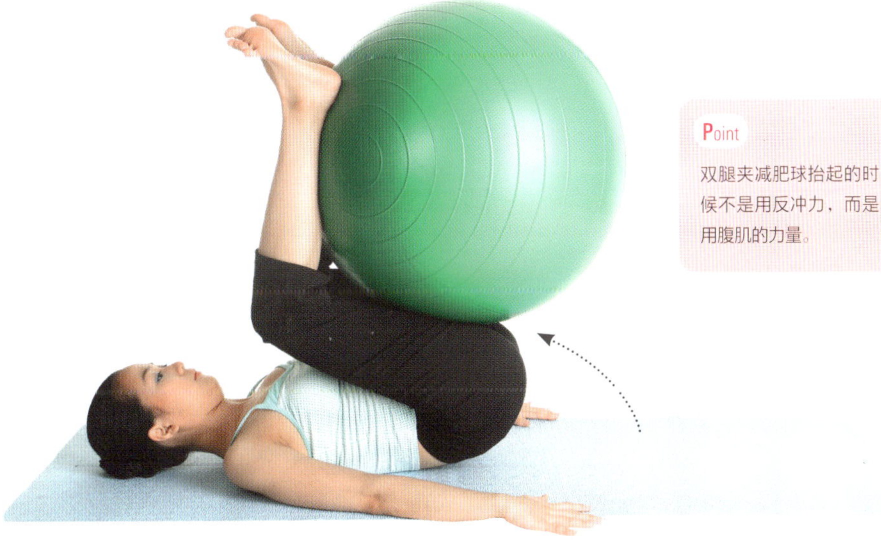

Point

双腿夹减肥球抬起的时候不是用反冲力，而是用腹肌的力量。

10 抬腿提身，增强腰肢的柔韧性 •初级 · 8遍

这是一种把双腿放到减肥球上来提升上身的运动。抬腿的状态下做腹肌运动，可以减掉腹部的赘肉，还能强健骨盆，增强腰肢的柔韧性。注意运动时身体和肩膀要保持自然状态，才不会感到吃力。

How To

- 平躺在地上，把双腿放到减肥球上。使两腿后方完全接触球面，并将双脚分至骨盆宽度。同时双手手指分开，托住头部两侧，使得颈后部竖直伸展，且肩膀、背部以及腰部要紧贴地面。

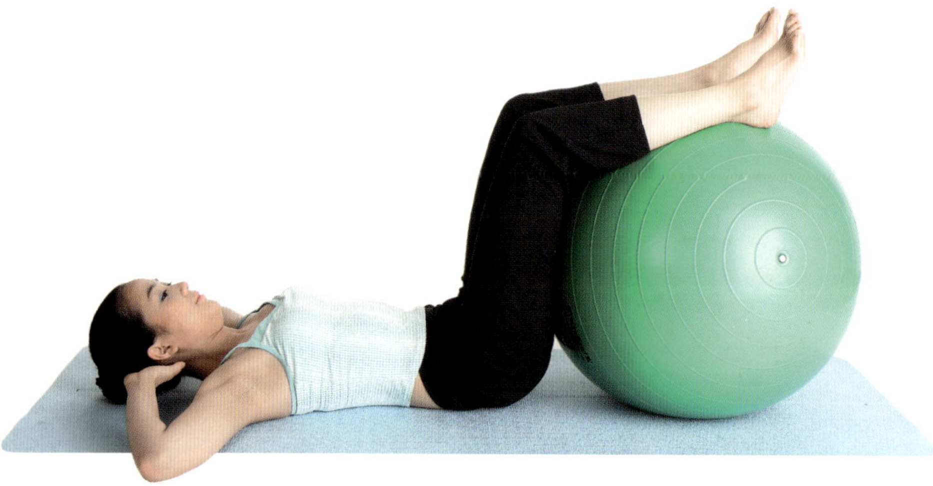

注意事项

如果用手扳住头部来提升上身的话，可能会引起颈部和肩膀的疼痛，所以运动时要将肩膀渐渐抬升，而不是头部。

下巴不能用力往胸前拉，颈部也不能过度后仰。要使下巴与胸部之间留有一个拳头大小的空间，而且运动过程中要一直保持这个姿势。

要注意，如果双手手指交叉托住头部往前拉伸的话，容易给颈部造成压力。

- 用力收腹（有肚皮深陷的感觉），同时双肩抬起，保持这个姿势几秒钟后，回到原来的位置。把身体重心转移到腹部，提升上身，直到胸部和骨盆相对。

Point

双腿放到减肥球上的状态下呼气，同时一条腿放到地面，视线转向另一条腿。反方向重复相同的动作。通过这个运动可以缓解腰部和背部的紧张，锻炼腰部和臀部肌肉。

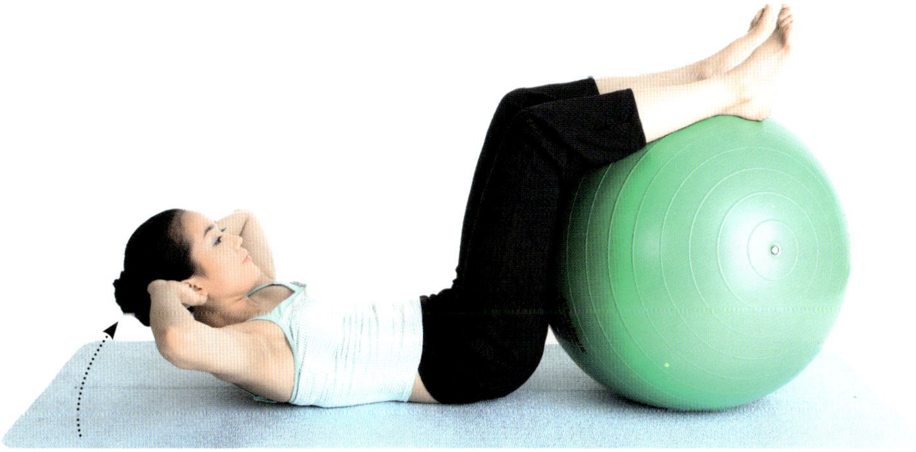

11 手脚运动法Ⅰ，强化骨盆和腰椎部位的肌肉

•初级 · 4遍

假如在腰上面放个水杯，为使水杯不掉下来，就要让手和脚一直活动，以保持腰部平衡。这个运动就是通过手脚的运动来强化骨盆和腰椎部位的肌肉，从而达到平衡身体的效果。该运动还能消除腹部赘肉。

How To

- 趴在减肥球上，双手和双腿分至骨盆宽度，并且支撑地面。保持头和脊椎成一条直线，而且臀部正对减肥球上方。吸气的同时，收缩腹肌，使肚脐贴向背部。

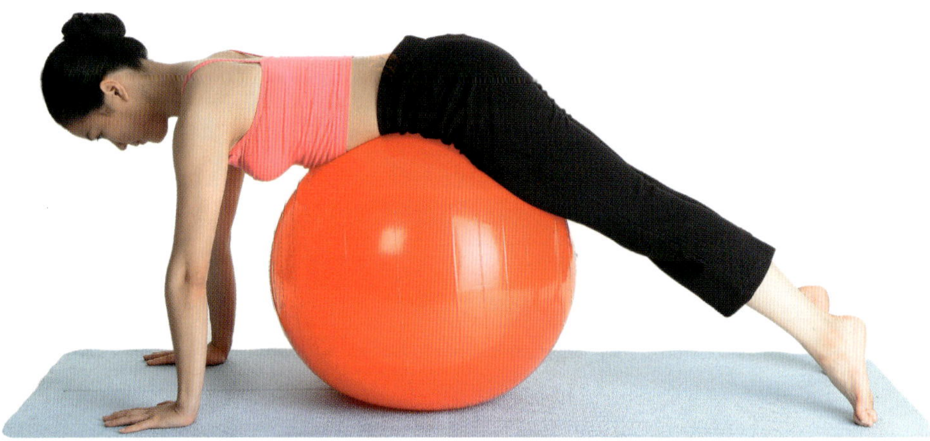

• 呼气的同时，伸直一只手臂，再吸气，把手臂放下。然后换另一只手臂重复相同的动作。

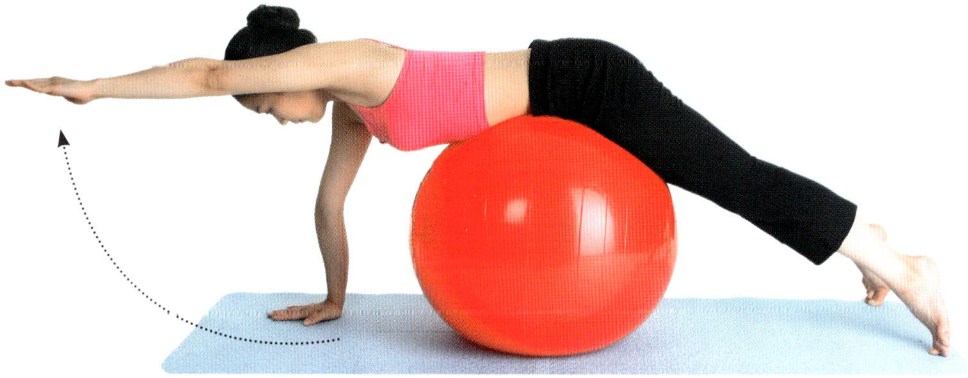

• 同样，在呼气的同时，伸直一条腿，然后吸气，放下。另一条腿也重复同样的动作。

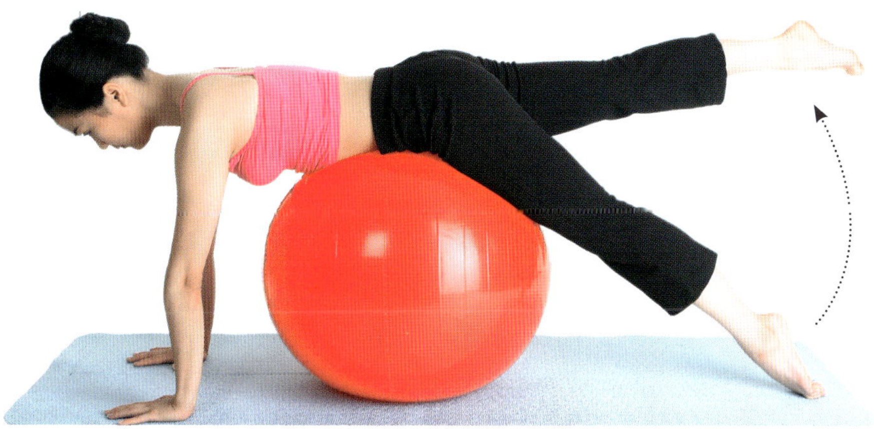

12 手脚运动法Ⅱ，修饰腰部曲线 •中级 · 4遍

这是手和脚同时抬起的运动，可在“手脚运动法Ⅰ”动作熟练后再进行。这个运动可以强化腹部、骨盆和腰脊部位的肌肉，使身体保持均衡。而且还能塑造全身曲线，使身体显得修长。

How To

- 趴在减肥球上，双臂和双腿分至肩膀宽度，同时支撑地面。保持头和脊椎成一条直线。然后收缩腹肌，使肚脐贴向背部。注意平衡身体，运动过程中让手脚均衡受力。然后脖颈伸直，视线向下。

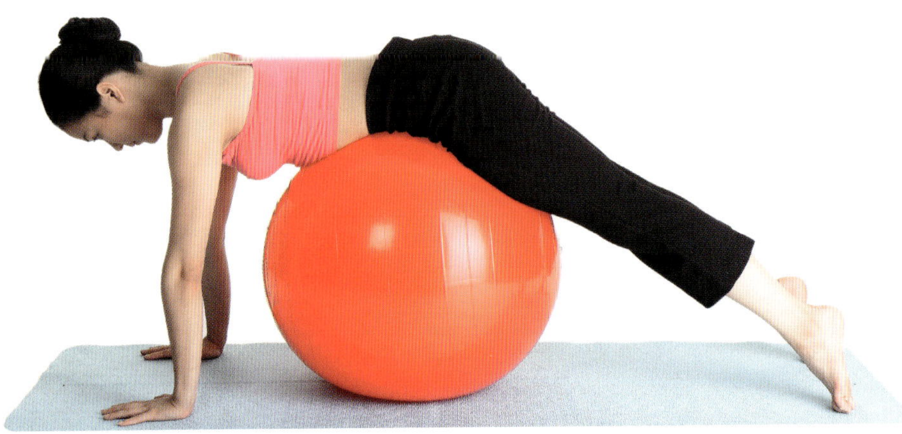

• 吸气、呼气的同时，抬起一只胳膊和对侧的腿，使得从手指到脚尖成一条直线。然后吸气，放下。反方向重复相同的动作。

注意事项

伸直胳膊时，如果让肩膀和耳朵靠近的话，会使得肩膀和颈部肌肉收缩，产生疼痛感，所以要注意胳膊伸直的时候肩膀不能收缩，使肩膀和耳朵保持一定距离。

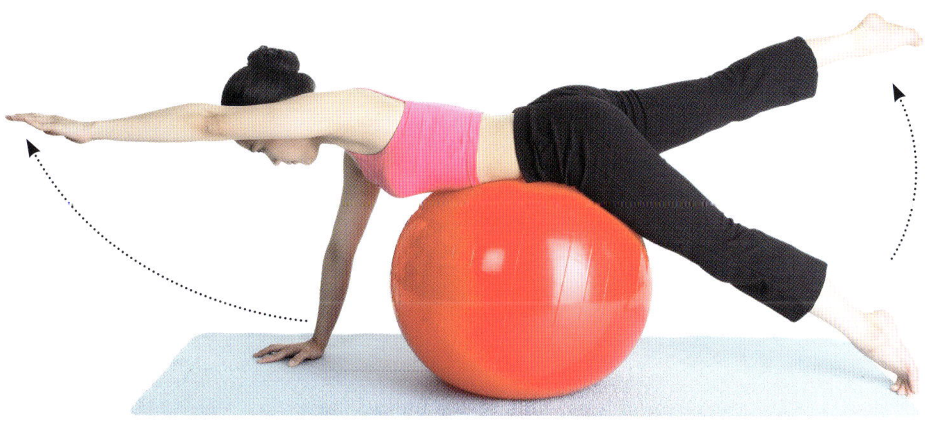

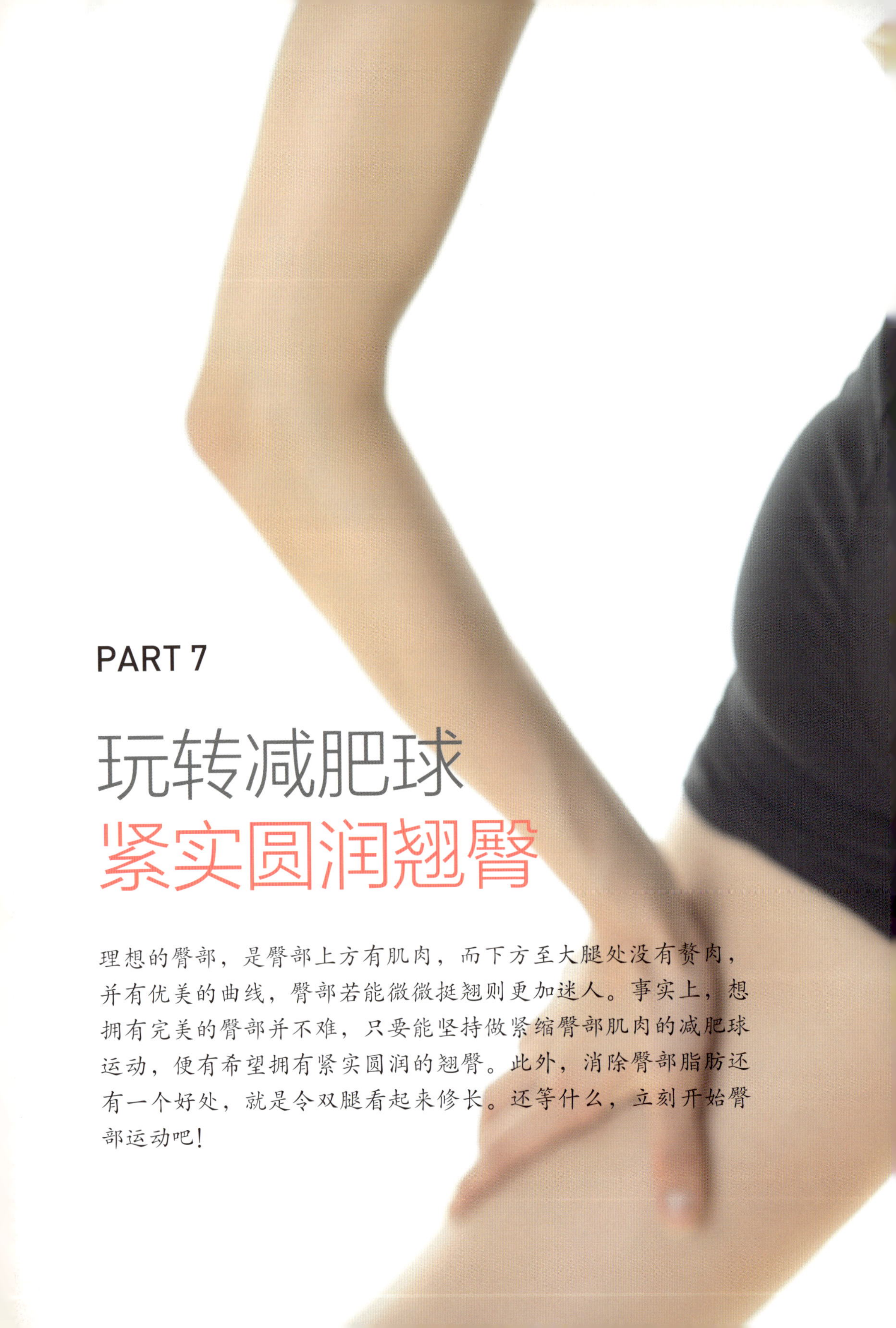

PART 7

玩转减肥球
紧实圆润翘臀

理想的臀部，是臀部上方有肌肉，而下方至大腿处没有赘肉，并有优美的曲线，臀部若能微微挺翘则更加迷人。事实上，想拥有完美的臀部并不难，只要能坚持做紧缩臀部肌肉的减肥球运动，便有希望拥有紧实圆润的翘臀。此外，消除臀部脂肪还有一个好处，就是令双腿看起来修长。还等什么，立刻开始臀部运动吧！

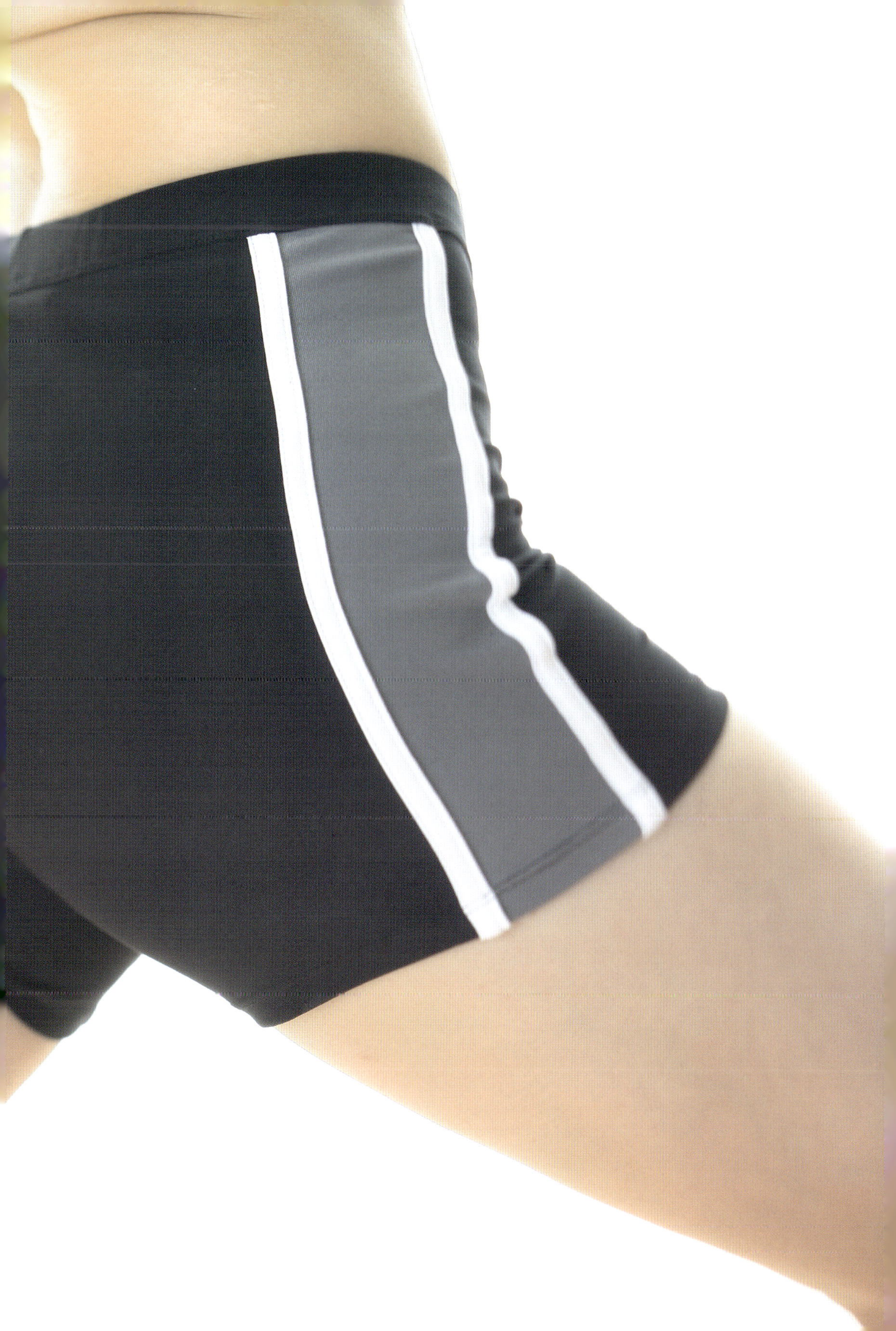

01 提臀运动Ⅰ，塑造弹力十足的翘臀 •初级 · 8遍

这是一种提升臀部的运动。把身体用减肥球撑起，同时收紧臀部。反复练习收臀和提臀的动作，能强化大腿后侧和腰部肌肉，消除臀部赘肉，从而塑造弹力十足的翘臀。

How To

- 躺下，双手和双脚撑地，将头部和颈后部靠近减肥球中心位置。同时脖颈后面伸直。将双脚分至骨盆宽度，膝盖弯曲成直角，并降低臀部。

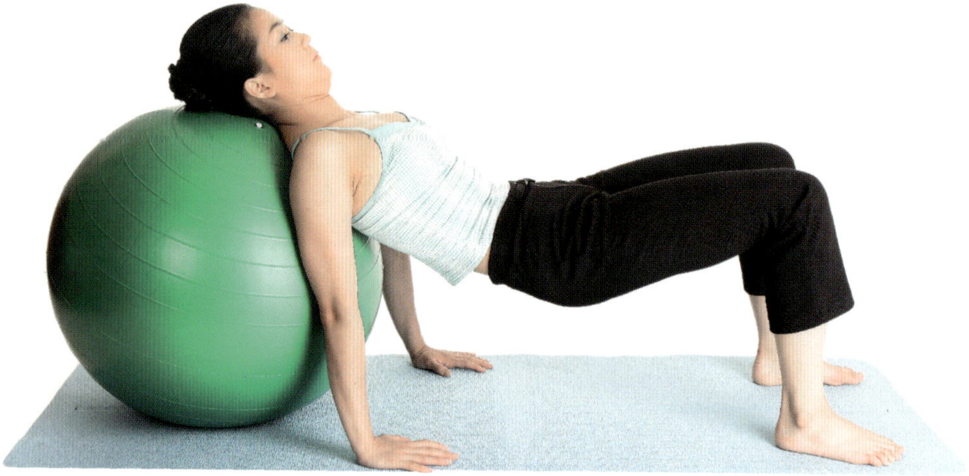

Point

- 如果双腿并拢进行运动，就变成高难度的动作。
- 熟练后，可以尝试双手从地面抬起向两边伸直，或者双手放到骨盆上面。

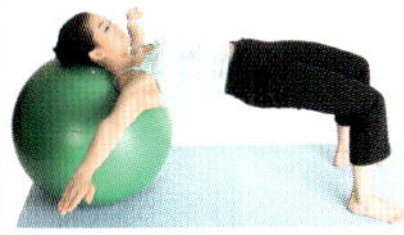

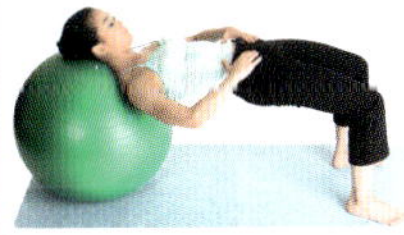

- 收紧大腿，提起臀部，这时腰部和腹部也要收紧。然后放下，回到原来姿势。

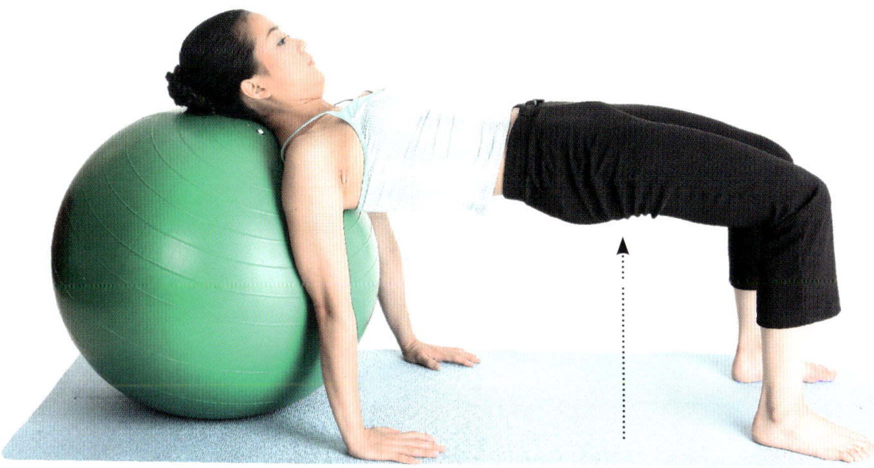

02 提臀运动Ⅱ，使下垂的臀部变得紧致 •中级 · 8遍

作为“提臀运动Ⅰ”的应用动作，练习者应该在前面一个动作充分熟练后再进行。反复做臀部收缩和放松运动，不久就能感觉到大腿后侧肌肉变得紧实。提臀运动还能使下垂的臀部变得紧致，而且能消除腰部赘肉，从而让背影更加美丽迷人。

How To

- 躺下，手脚撑地，将头部和颈后部靠近减肥球中心位置。同时脖颈后面伸直。
- 膝盖弯曲成直角，把右脚放到左腿膝盖上，使得右脚踝骨碰到左腿膝盖。舒展背部，同时收紧腹部、腰部和大腿内侧，放下臀部。

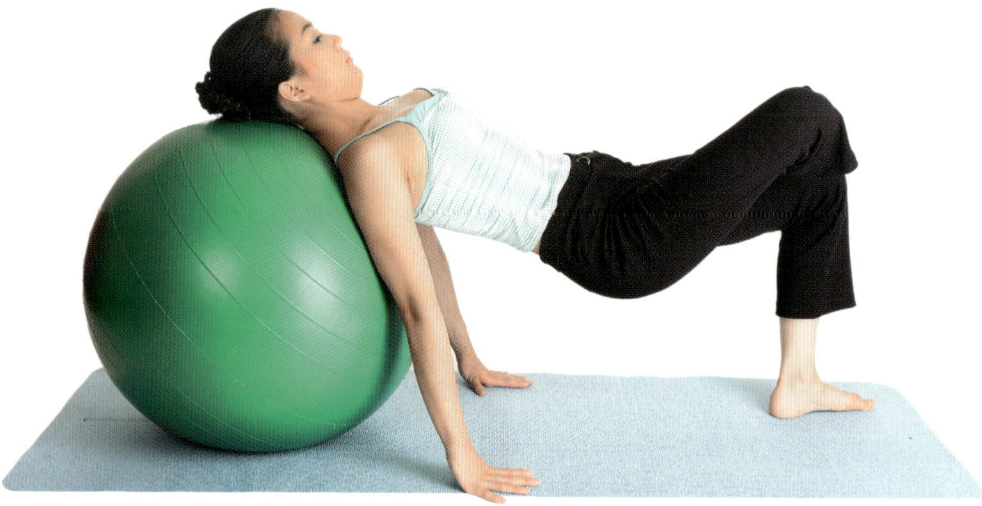

注意事项

运动时腰部不要过度用力，提升臀部至身体成一条直线即可。

Point

- 运动过程中也可以变换双手位置。双手着地，或者放在骨盆上面和两旁都可以。
- 提臀运动时，可以在提起骨盆的状态下，双腿交替伸直做保持平衡运动。

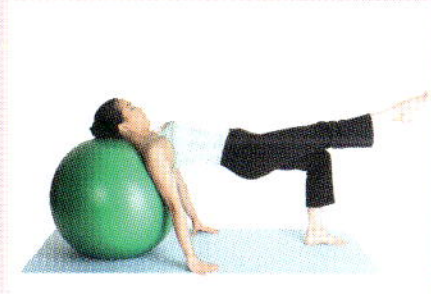

- 吸气的同时，提起臀部，保持2～3秒钟后放下。

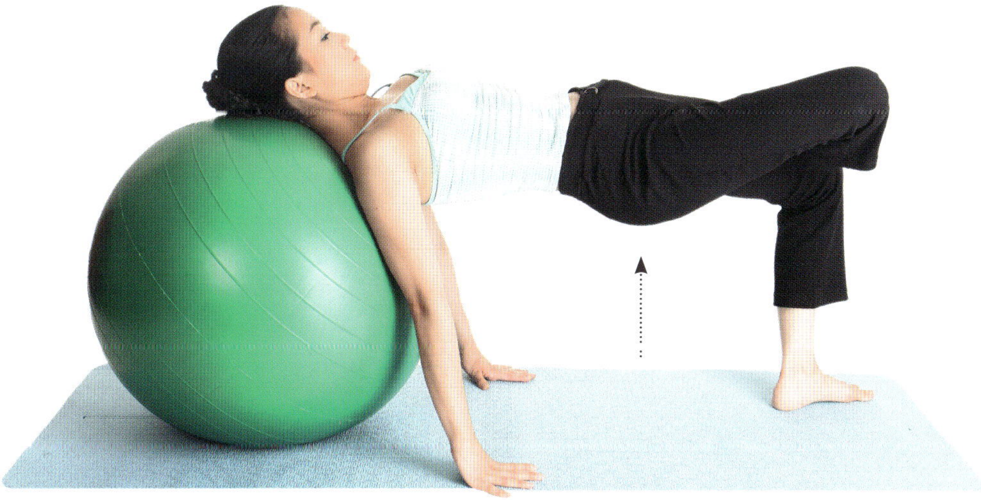

03 骨盆提升Ⅰ，完美臀部曲线

•初级 · 8遍

骨盆与双腿相连，不仅起到支撑身体的作用，还能保护重要的内脏器官。结实的骨盆可以矫正脊椎，提升臀部，强健身体。此运动对塑造身体曲线、增强手臂和肩膀力量有很好的效果。

How To

- 背部着地躺下，双腿放到减肥球上。颔首，颈后部伸直，双脚分至骨盆宽度。同时双臂紧贴地面伸直，以支撑身体。肩膀、背部和腰部紧贴地面，腋下也紧贴地面，不要留有缝隙。

注意事项

颈部伸直，颈后部不要过度用力。

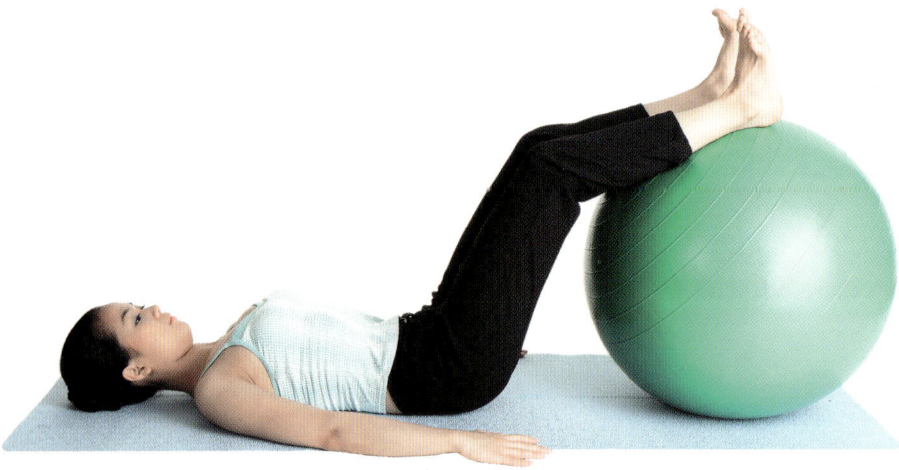

Point

- 如果是熟练者，可以尝试双脚并拢。因为只有身体重心用力才能保持身体的平衡，所以这个动作对矫正脊椎效果显著。
- 熟练后，可以尝试用脚后跟轻轻压减肥球，同时膝盖拉向胸部，然后伸直。

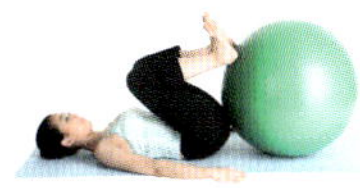

- 双手按地，大腿内侧收紧的同时，提起骨盆和上身，使身体成一条直线。保持这个姿势几秒钟后重新回到原来的姿势。

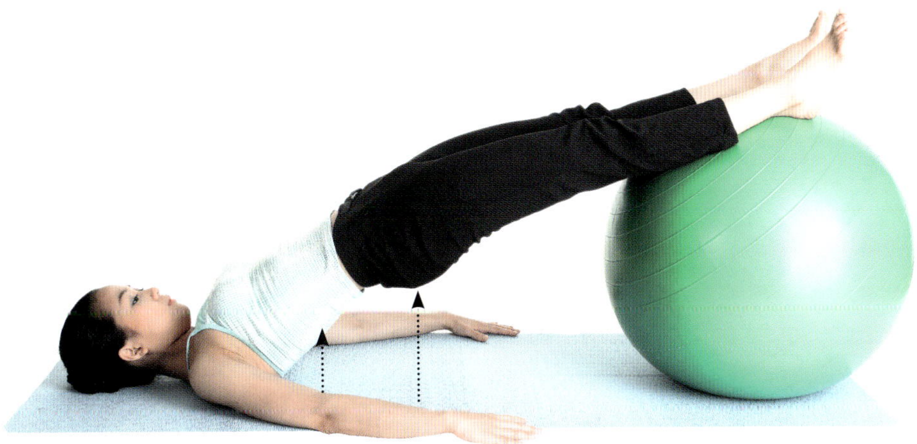

04 骨盆提升Ⅱ，提升臀部去赘肉 •中级 · 4遍

这是“骨盆提升Ⅰ”的应用动作。该运动能够刺激臀部和大腿后侧肌肉，强化腰部肌肉，还能有效消除腹部赘肉。

Point

- 这个动作完成后，用脚后跟推动减肥球做圆周旋转，以放松腰部和骨盆。
- 熟练后，练习者可以尝试在臀部提起的状态下，双腿交替从减肥球上抬起，做保持平衡的运动。

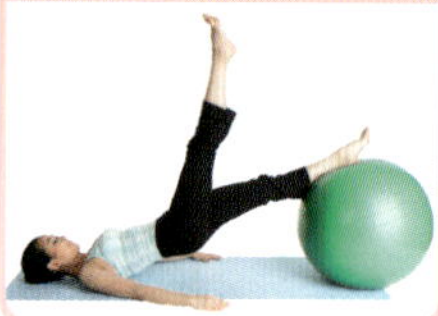

How To

- 平躺，背部着地，双腿伸直放到减肥球上。同时，将双脚分至骨盆宽度，双手放到身体两侧。

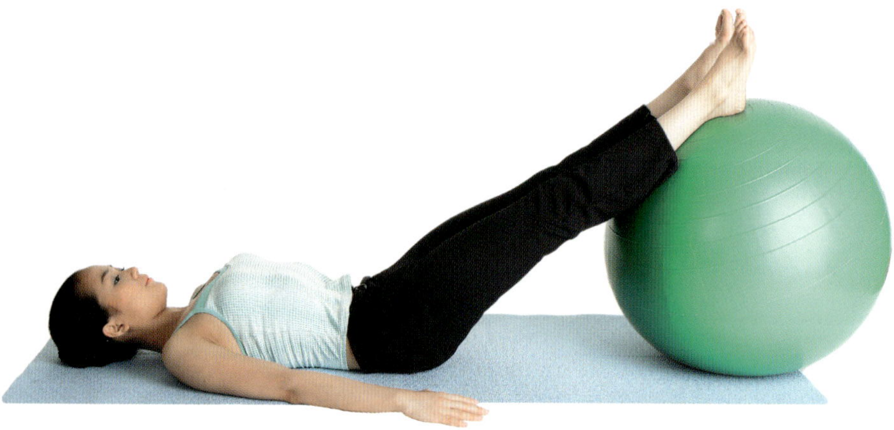

- 下巴压低，颈后部伸直，同时双臂撑地，提起骨盆。
- 膝盖缓缓弯曲的同时，把减肥球拉向身体。这时集中精力于腰部和骨盆。然后伸直双腿，使身体成一条直线。最后放下臀部，回到原来的姿势。

注意事项

提起臀部时，颈部和肩膀不要过度用力，还要注意姿势是否正确。

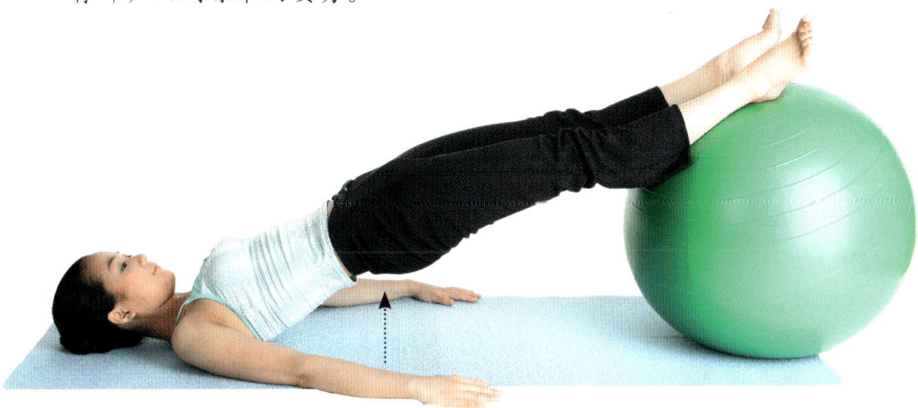

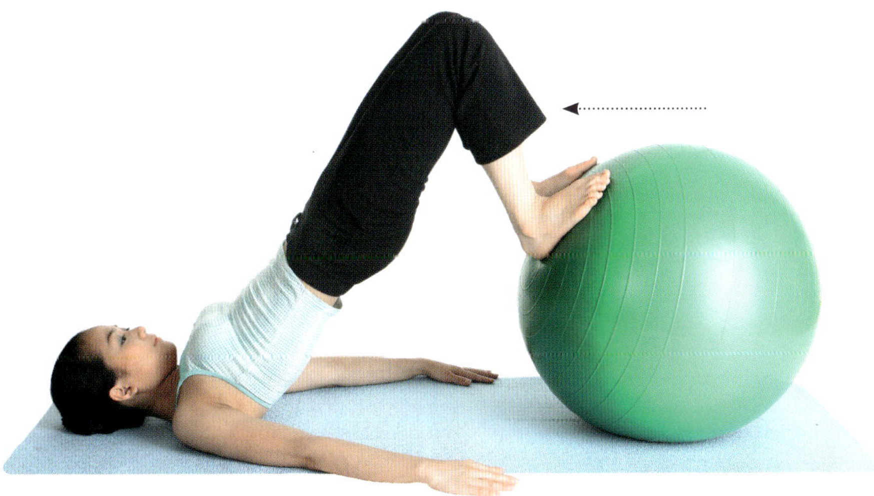

05 臀部伸展Ⅰ，打造完美电臀

如果骨盆不端正，臀部肥胖，身体就很难保持均衡，容易导致下身肥胖，而且易患妇科病、肩周炎、肠胃不适等疾病。这个运动通过伸展臀部和身体背部，可矫正弯曲的骨盆，收紧臀部。还能刺激腰部和后颈，打造完美身材。

How To

- 躺下，使背部着地，双脚放到减肥球上。同时颔首，颈后部伸直，使得腰部紧贴地面。

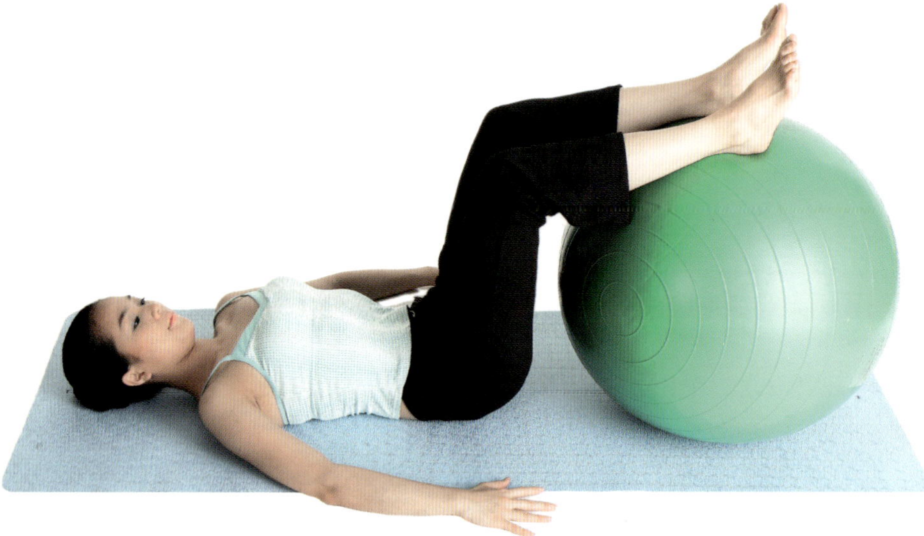

- 左脚后跟靠在减肥球上，同时右腿膝盖弯曲，并将右脚放到左腿膝盖上。

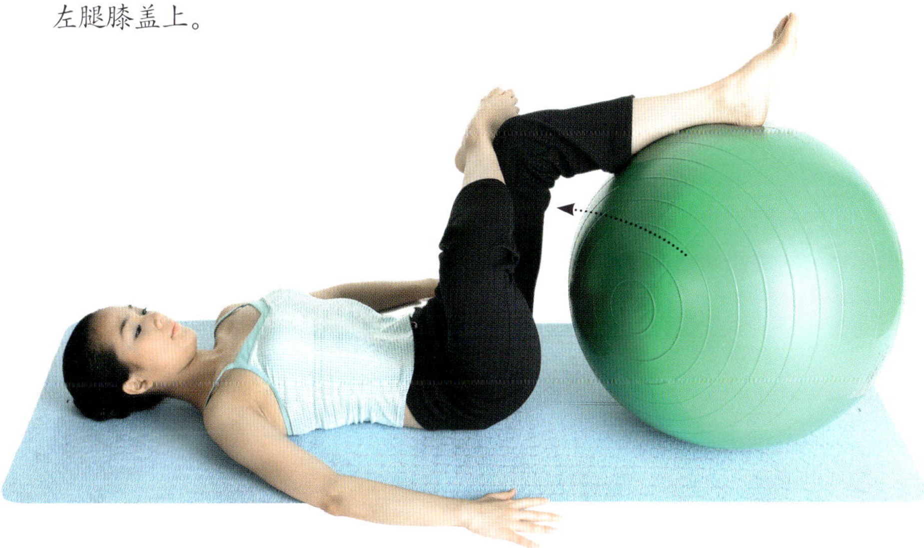

- 吸气、呼气的同时，左腿膝盖拉向胸部，然后换脚，重复同样的动作。

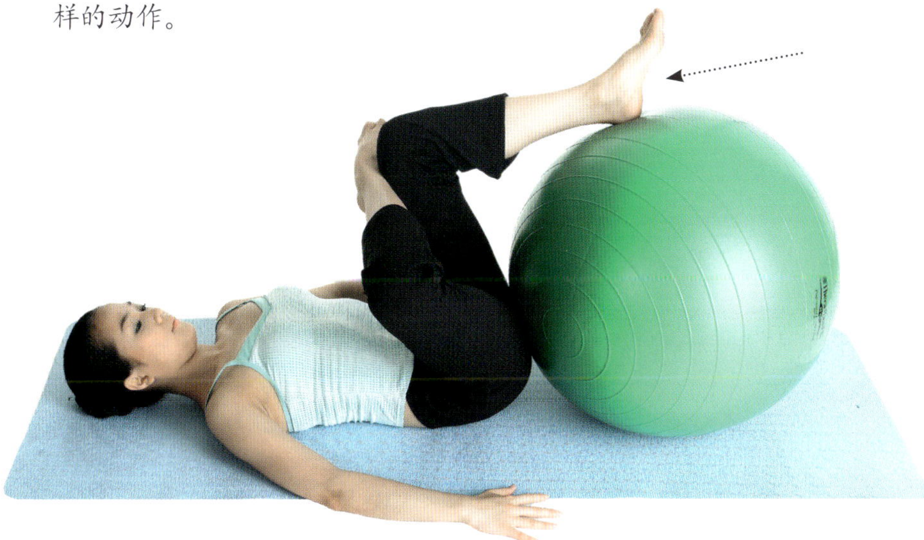

06 臀部伸展Ⅱ，丰满性感翘臀

这个运动能够刺激背部、臀部和大腿，使臀部翘挺，腿部纤细，脚踝圆润。还能缓解骨盆的疼痛，有利于身体健康。运动过程中只有让减肥球紧贴身体，才能取得预期效果。

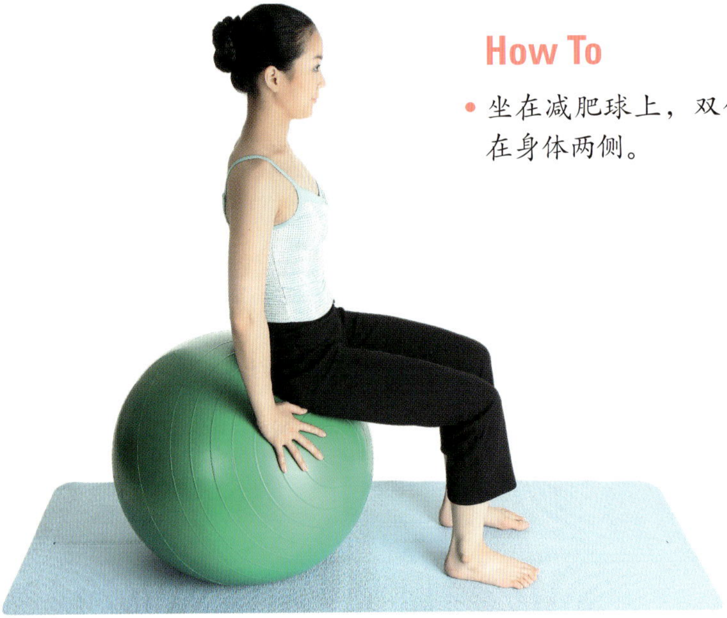

How To

- 坐在减肥球上，双臂自然垂放在身体两侧。

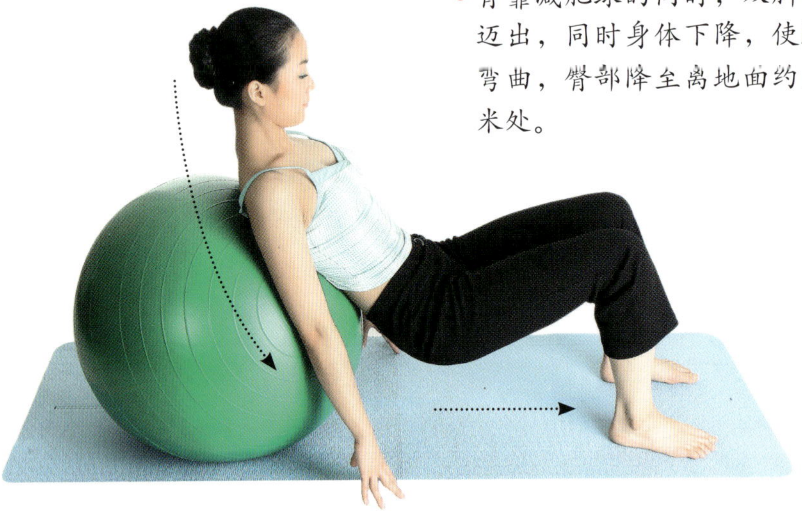

- 背靠减肥球的同时，双脚向前迈出，同时身体下降，使膝盖弯曲，臀部降至离地面约10厘米处。

• 右脚放到左腿膝盖上，然后臀部向下压，使胸部和大腿拉紧。然后换脚，重复相同的动作。

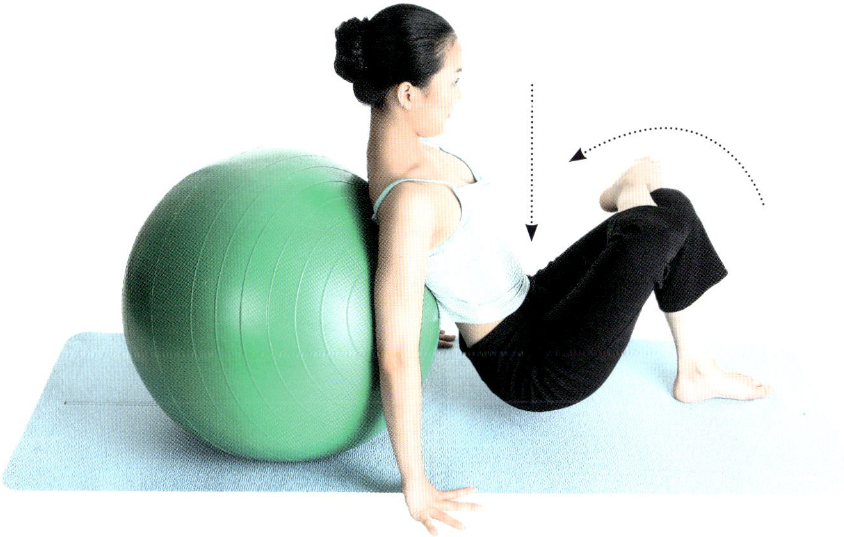

• 使臀部慢慢接触地面，同时背部和头部紧靠减肥球，使颈部和肩膀放松。

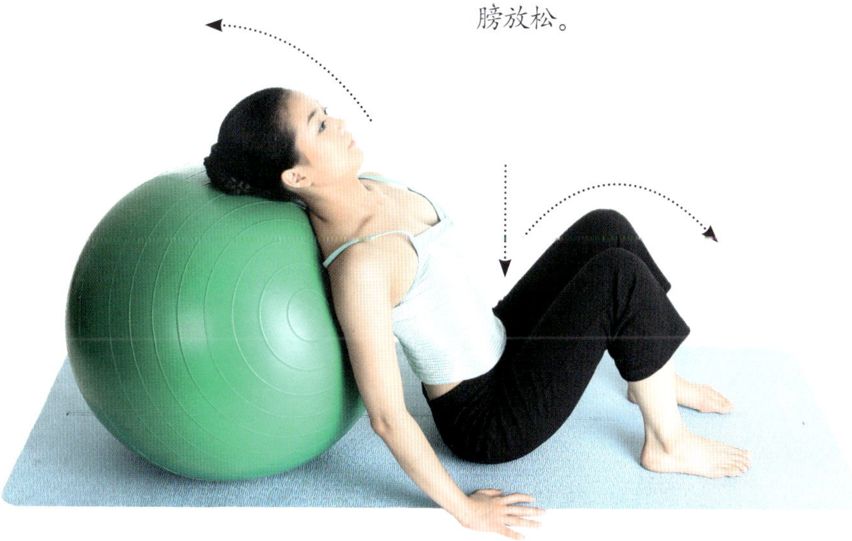

07 脚后跟碰触，去除臀部多余脂肪 •中级 · 20遍

在双腿抬起状态下，让脚后跟碰触的一种运动。这个运动能够强化腰部和腹部的肌肉，使臀部富有弹性，从而塑造下身完美曲线。本运动特别对消除臀部和大腿赘肉有明显效果。注意运动过程中要腹部用力。

How To

- 趴在减肥球上，双手支撑地面且分至肩膀宽度。

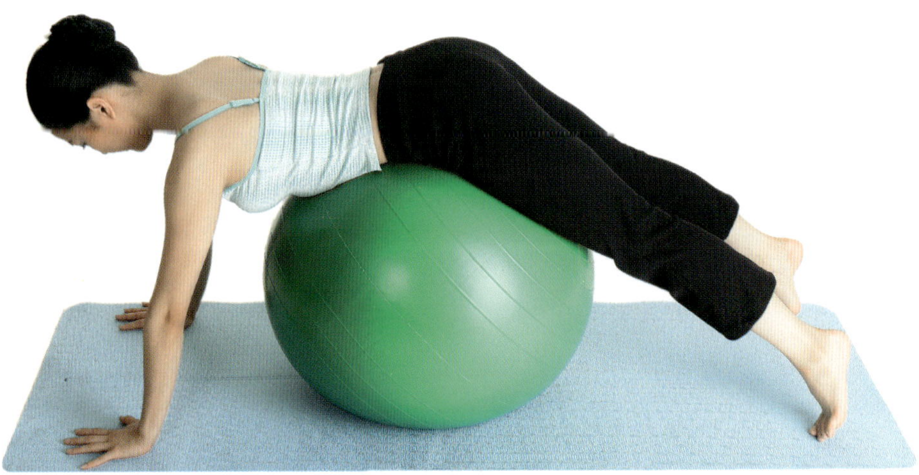

- 双腿分开后，双臂弯曲，使上身下降，同时双腿向上抬起。注意这时不能给腰部施加压力。

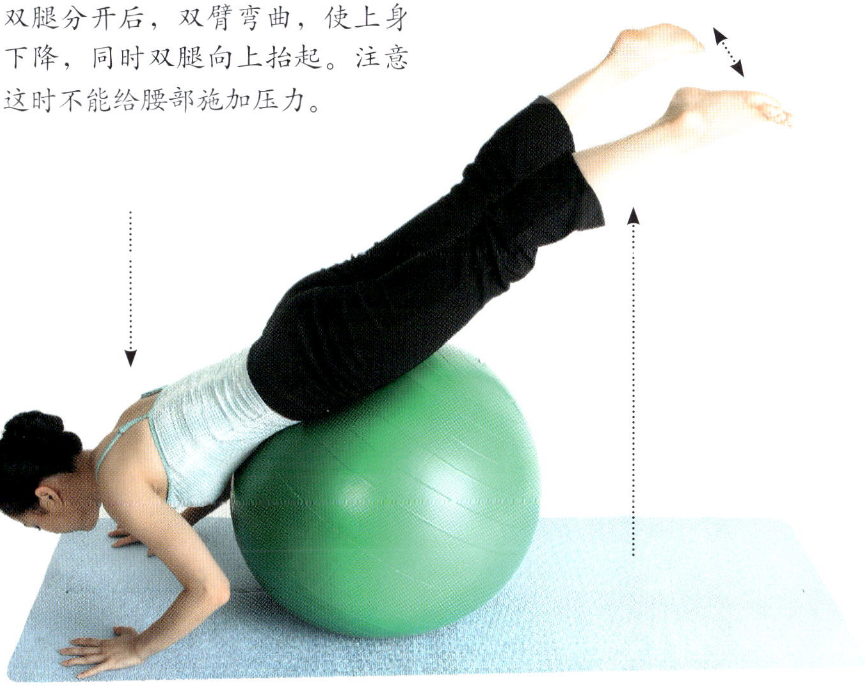

- 双脚后跟互相碰触。

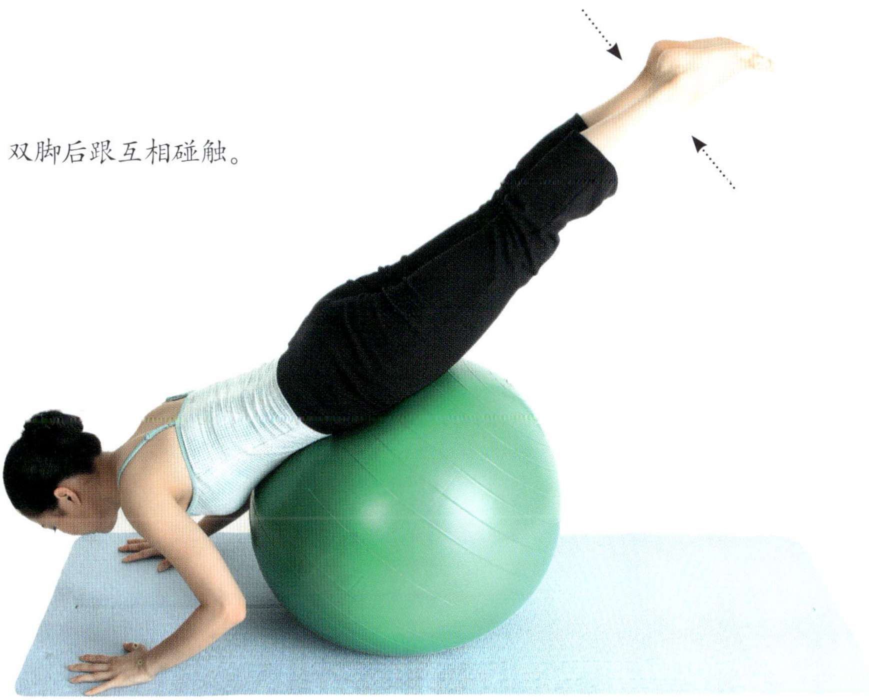

PART 8

玩转减肥球
纤瘦修长美腿

富有弹力的纤瘦美腿，单是看上一眼，就会让人心情愉悦。拥有这样的美腿是所有女人梦寐以求的事情。但是纤瘦美腿首先得是健康的腿。如果迷恋细高跟鞋，而又不进行腿部锻炼，会造成全身血液循环不通畅，从而引起腿部肿胀、变形。通过减肥球运动，可以消除腿部浮肿，并排出毒素，塑造纤瘦美腿。

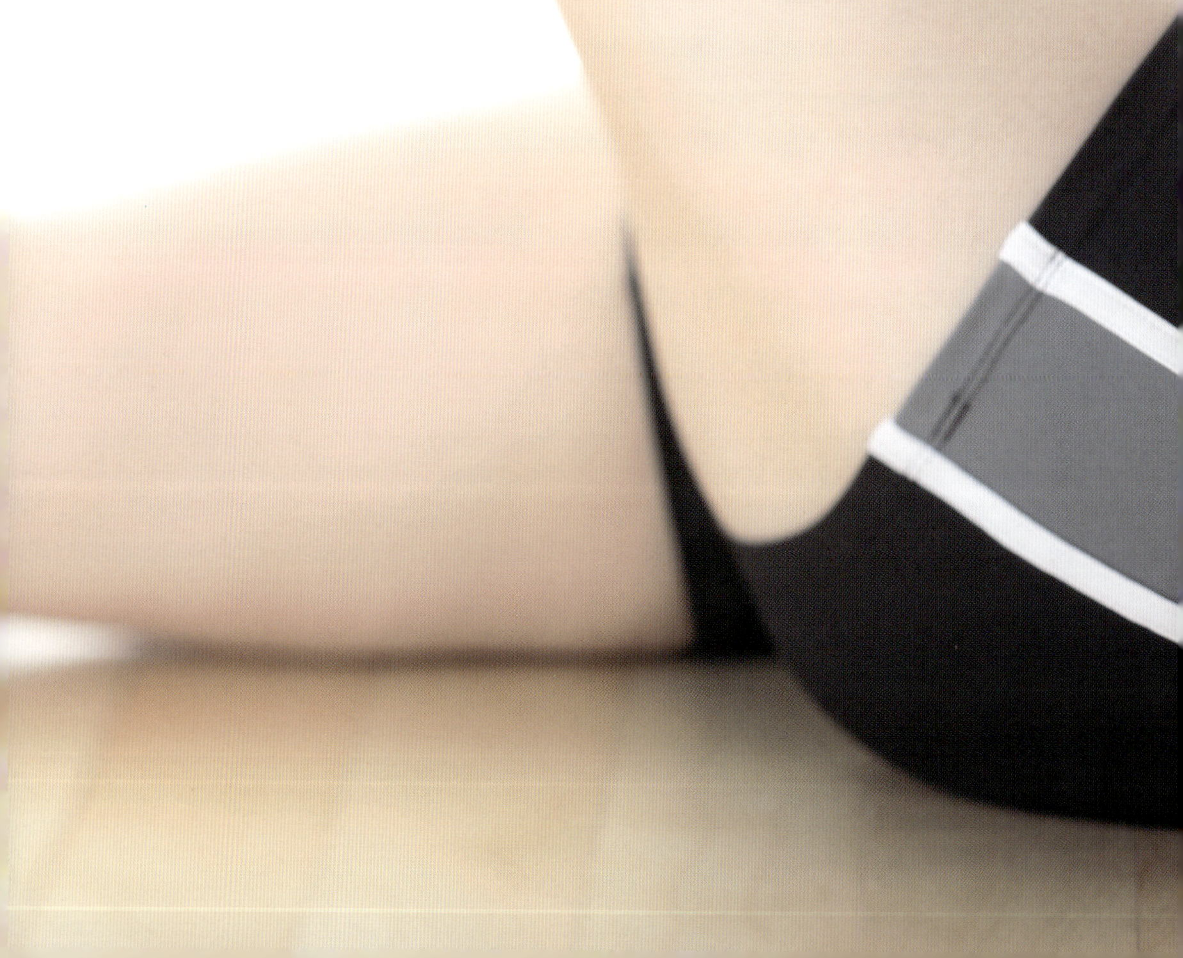

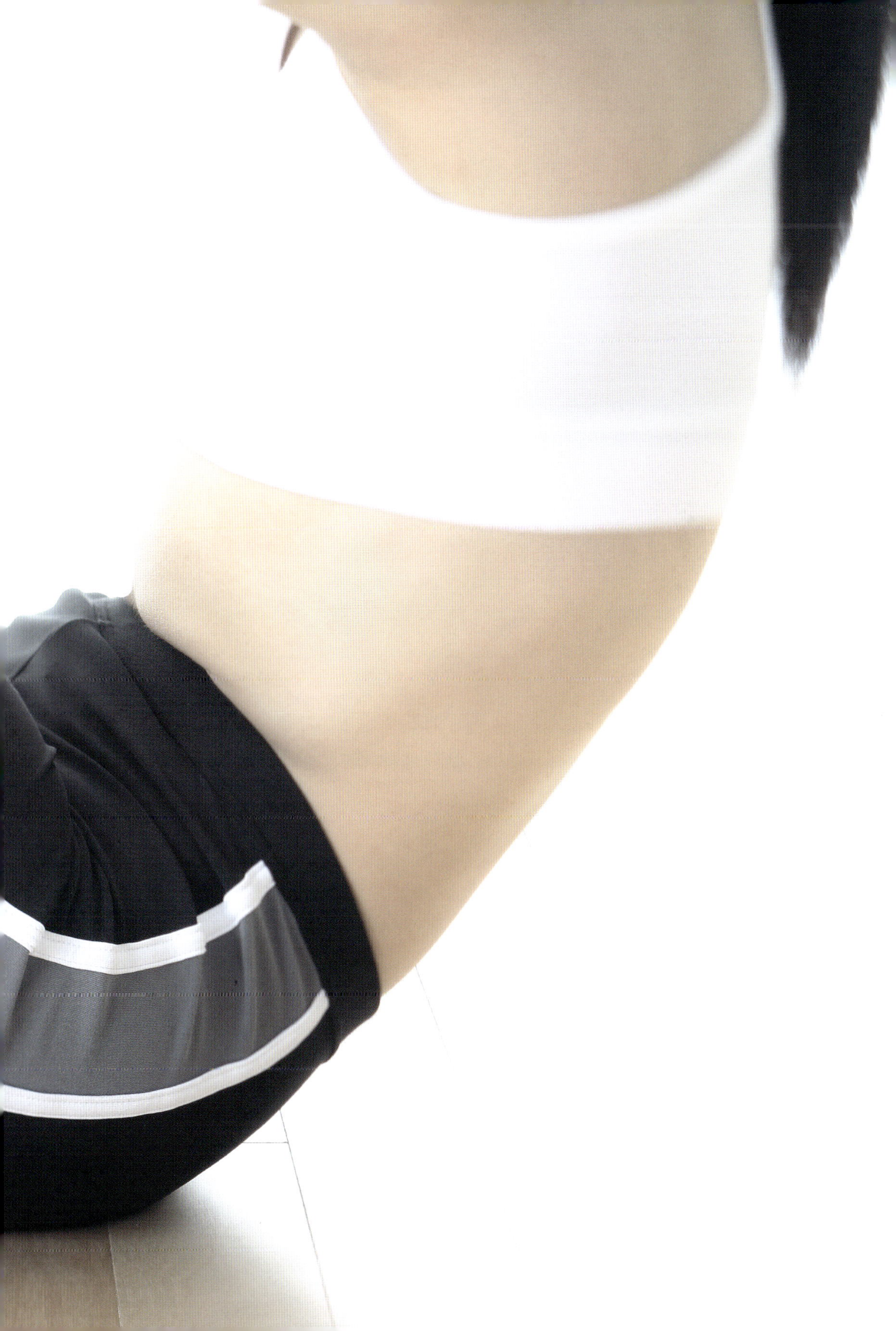

01 屈腿夹球式，防止下身赘肉堆积

•初级 · 8遍

这是一种在平躺的状态下夹球抬腿的运动。由于运动过程中可以使上身和下身均匀用力，所以坚持做下来，就能够强化骨盆和腰脊，消除下身赘肉。注意运动时不要使用身体的反冲力，而是要利用大腿肌肉自然地完成。

How To

- 平躺，把减肥球夹在两脚之间，同时弯曲膝盖，用脚踝内侧把减肥球夹紧。双臂伸直以支撑身体，颔首，颈后部伸直。通过吸气、呼气，使腹部紧贴腰椎，注意腰部不能抬起而脱离地面。

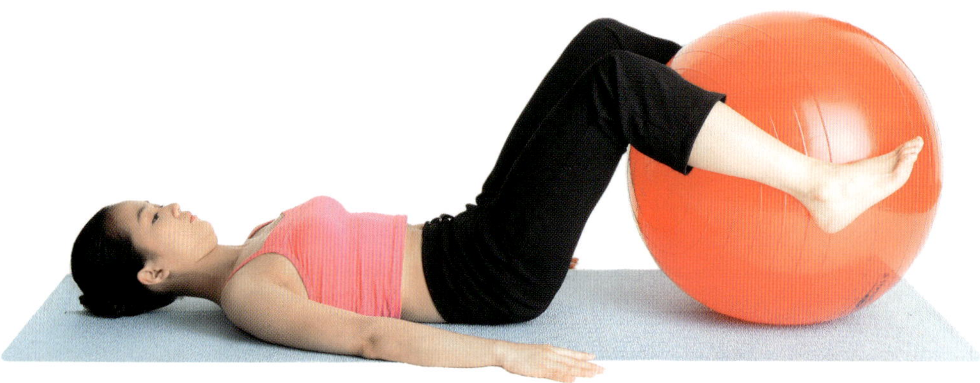

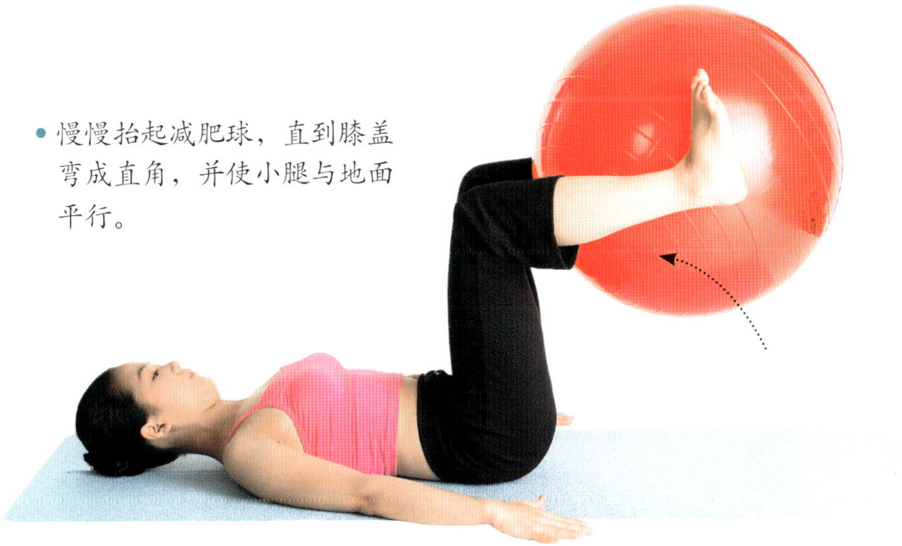

• 慢慢抬起减肥球，直到膝盖弯成直角，并使小腿与地面平行。

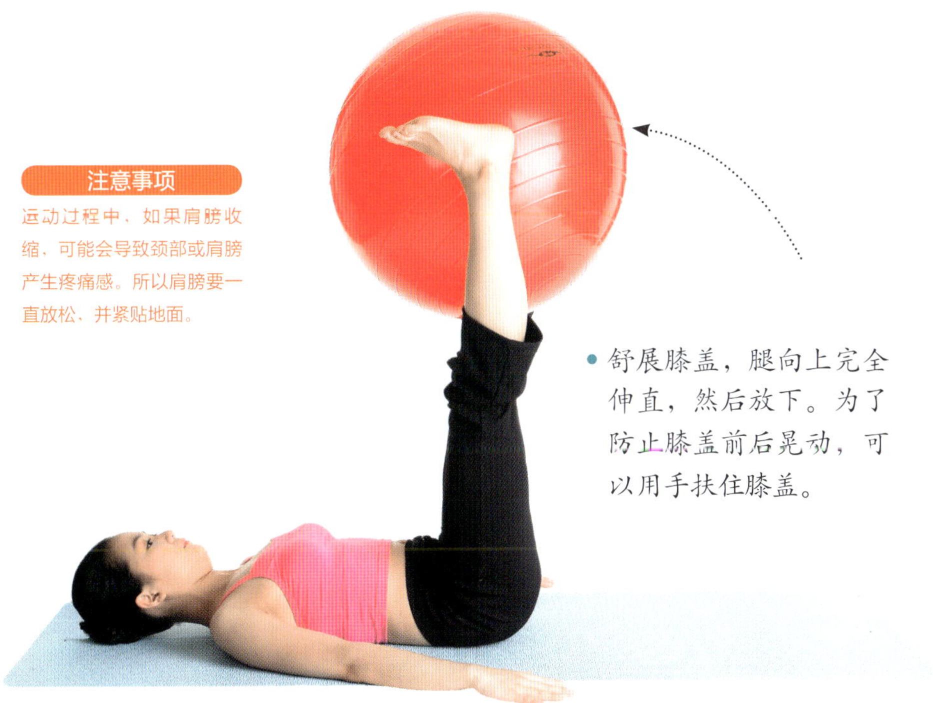

注意事项

运动过程中，如果肩膀收缩，可能会导致颈部或肩膀产生疼痛感。所以肩膀要一直放松，并紧贴地面。

• 舒展膝盖，腿向上完全伸直，然后放下。为了防止膝盖前后晃动，可以用手扶住膝盖。

02 双腿交叉，增强腿部力量

•高级 · 4遍

这个运动能集中锻炼大腿后侧肌肉和臀部肌肉，不仅能够消除大腿赘肉，还能增强腿部力量，使爬楼梯变得轻松自如。由于该运动需要强有力的腰部和腹部作为支撑，所以只有熟练者才可以尝试。初学者要根据自己的运动水平，不宜勉强。老弱者不推荐。

How To

- 躺下，使背部着地。同时将双脚分至骨盆宽度，脚后跟放到减肥球上。下巴拉向胸部，使得颈后部伸直，同时双臂伸直以支撑身体。

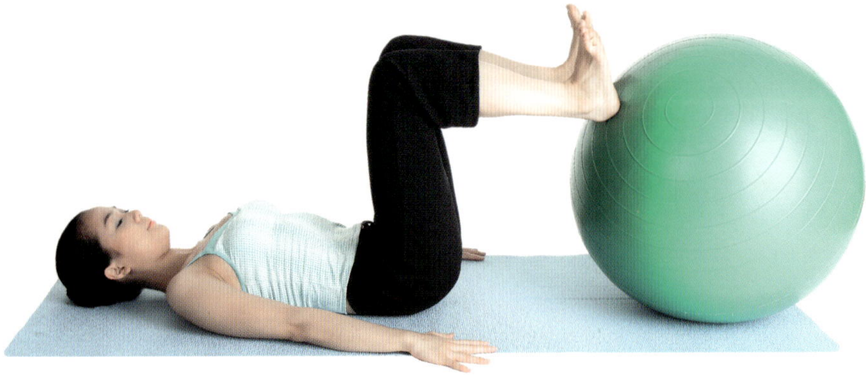

- 通过吸气、呼气收紧腹部，并用手掌撑地面来提起臀部。这时由于只用手臂和脚后跟支撑身体，所以要保持身体平衡稍有难度。可以通过收紧腹部、腰部和臀部来保持身体重心的平衡。

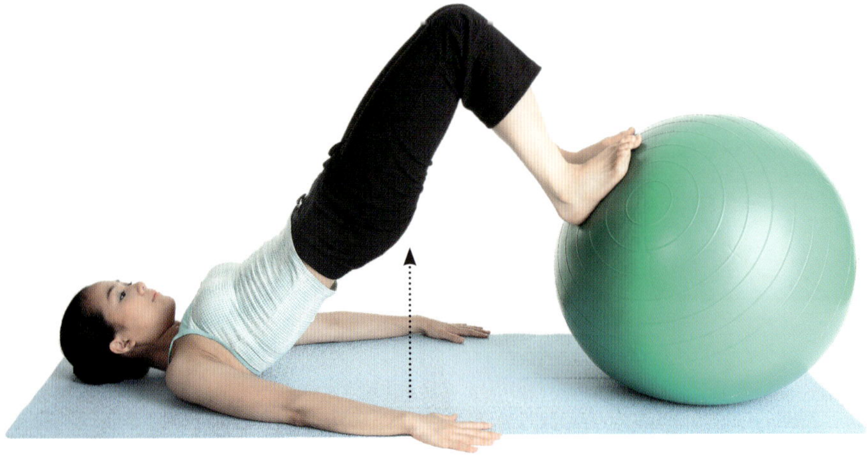

- 在保持身体成一条直线的状态下，把右脚从减肥球上缓缓抬起，向上伸直。同时左脚推动减肥球，使膝盖伸直。这时从旁边看，两腿成V字形。
- 收回右脚，放到减肥球上。然后用左脚拉动减肥球回到原来位置。提起臀部，保持这个姿势几秒钟，然后换另一侧重复运动。

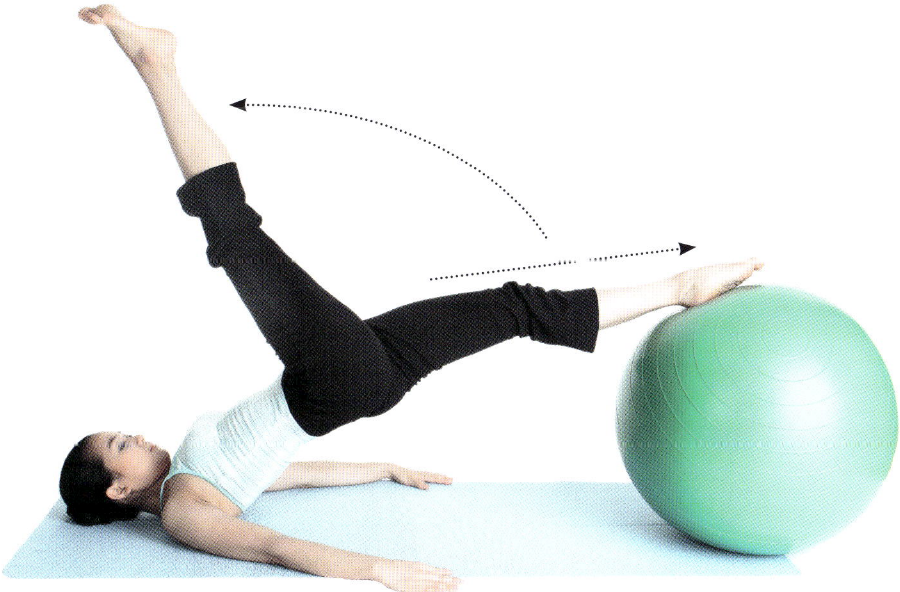

注意事项

越是需要用力的运动，越需要屏息。但是绝对不能过度闭气。

03 抬腿式，拉伸腿部曲线

•初级 · 8遍

这个运动可以使练习者保持身体平衡，增强腹部和腰脊力量，还能拉伸腿部曲线，从而端正姿势。基于此运动在预防肩膀和腰部疼痛方面很有帮助，且能锻炼腿部肌肉，瘦腿效果明显，所以特别把它推荐给长期坐着的白领们。

How To

- 坐在减肥球中央位置，挺胸直背。将双脚分至骨盆宽度，膝盖弯曲成直角。双手支撑减肥球，通过吸气、呼气给腹部力量。

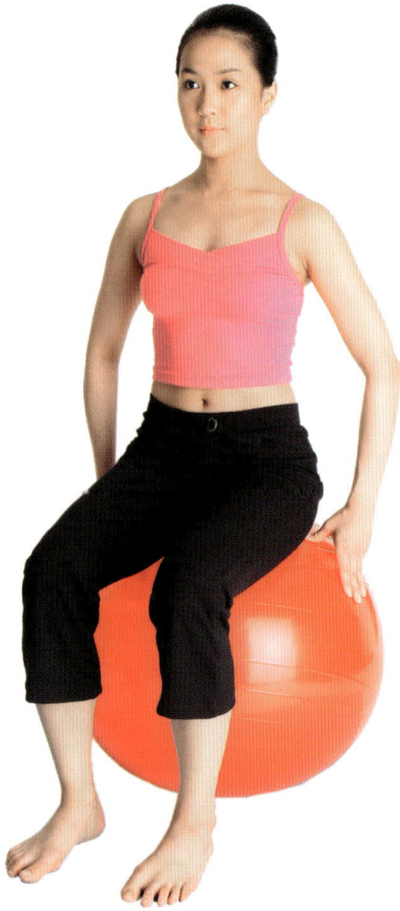

注意事项

运动过程中，肩部肌肉会习惯性地紧张，从而使腰部弯曲，姿势变形。所以在运动过程中，一定要消除肩膀的紧张感，使肩膀完全放松。

- 深吸气，抬高一条腿约10厘米。

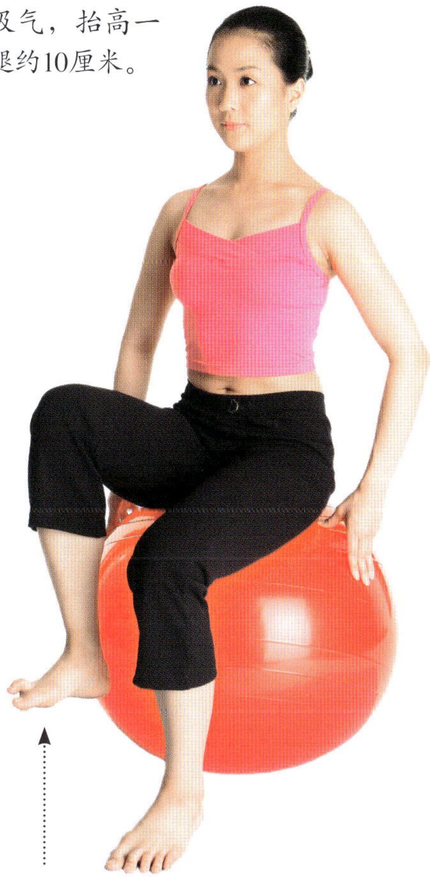

Point

- 运动时只有腹部、腰脊、骨盆和大腿用力，才能保证安全。
- 脚尖上勾，使大腿肌肉收紧，从而增加运动强度。
- 熟练后可尝试双手脱离减肥球进行运动。

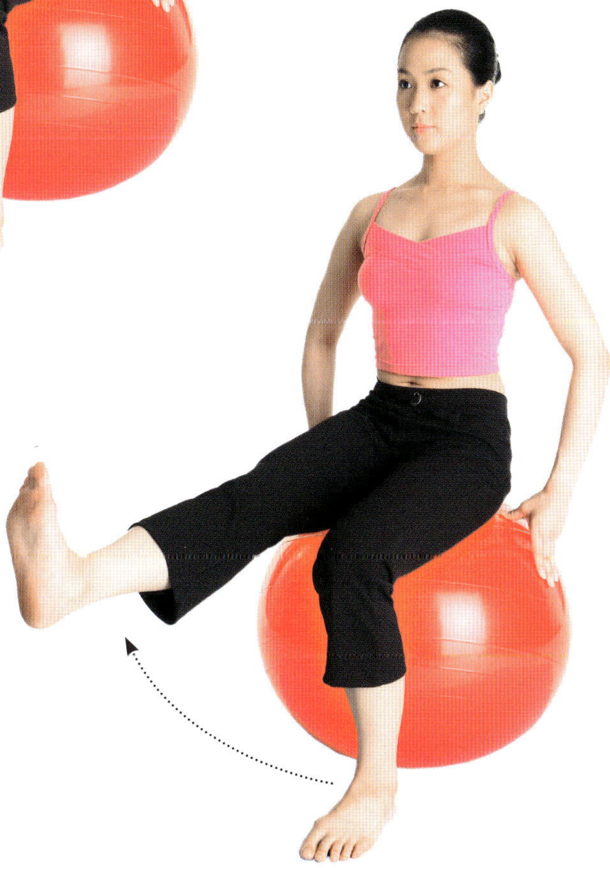

- 呼气的同时腿向前伸直，再吸气，收腿。然后呼气，再把腿放下。另一条腿也按照同样的方法进行。运动过程中眼睛要一直正视前方，腹部用力，并保持背部挺直。

04 下蹲式，拉长修饰腿部

•初级 · 8遍

这个运动能够锻炼大腿前侧肌肉，紧致大腿和强化膝关节，还能提升下垂的臀部，塑造下身完美曲线。在家里或者办公室里，背靠一面墙，随时都可以进行此运动，既简单又安全。

How To

- 把减肥球放到臀部上方的腰部，靠墙站立。双腿分至骨盆宽度，向前迈，离至身体约30厘米处。双臂交叉与肩平行，用背压住减肥球。

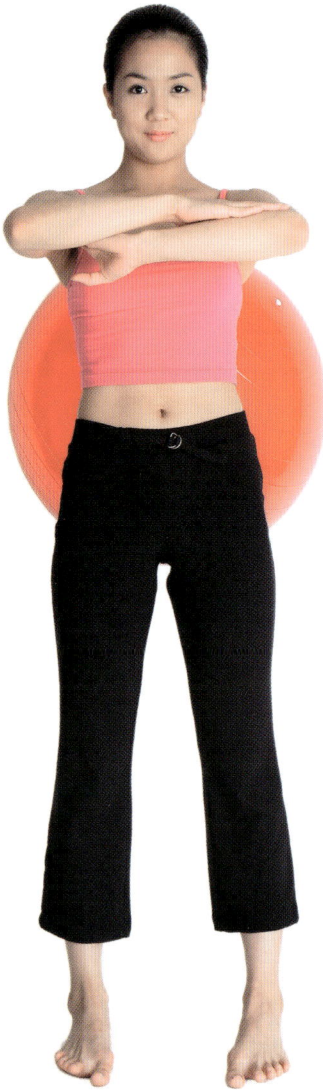

注意事项

要保持膝盖与脚尖同一方向。上下运动时，身体不能前后晃动。

- 下蹲，膝盖弯曲，使得大腿与地面保持平行。注意膝盖不要超过脚尖。臀部下移，同时脚后跟着地，然后回到原来的姿势。

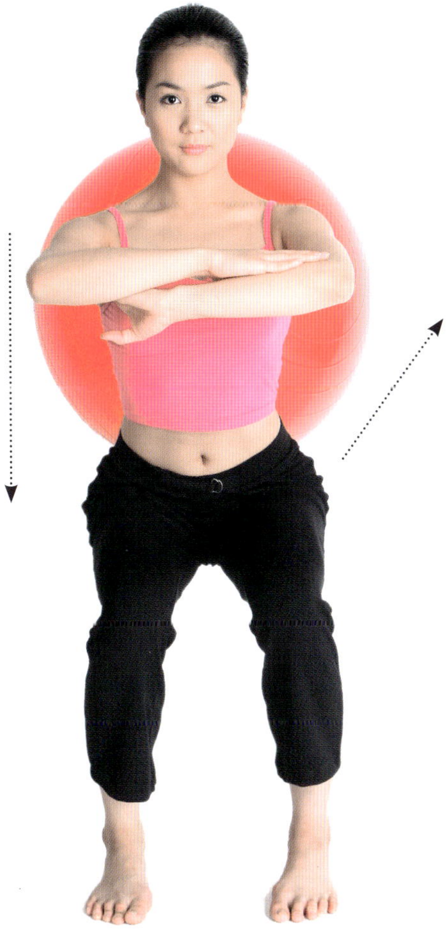

Point

- 女性想要打造富有弹力的翘臀，运动中就要蹲得再低一点，即与地面距离再近一些。
- 双腿分开站立，脚尖向外，这样做下蹲运动更能强化大腿内侧肌肉。

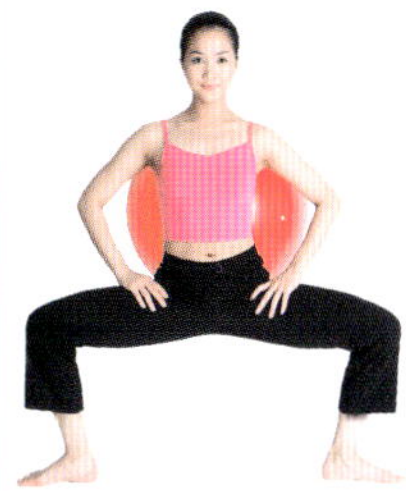

05 推拉式，使大腿肌肉变得富有弹性 •初级 · 8遍

减肥球运动是运用了球体滚动特质的一种运动，当练习者用脚尖滚动减肥球时，身体重心必须用力。这个运动可以锻炼大腿肌肉，使下垂的大腿肌肉变得富有弹性，还能增强腰部的力量。须注意的是，前后双脚必须均衡地承受身体的重量，以正确的姿势完成运动。

How To

- 端正站姿，抬起右脚放到减肥球中央位置，同时右膝盖弯曲，将减肥球拉向自己。注意收腹挺胸，放松肩膀，两眼正视前方。

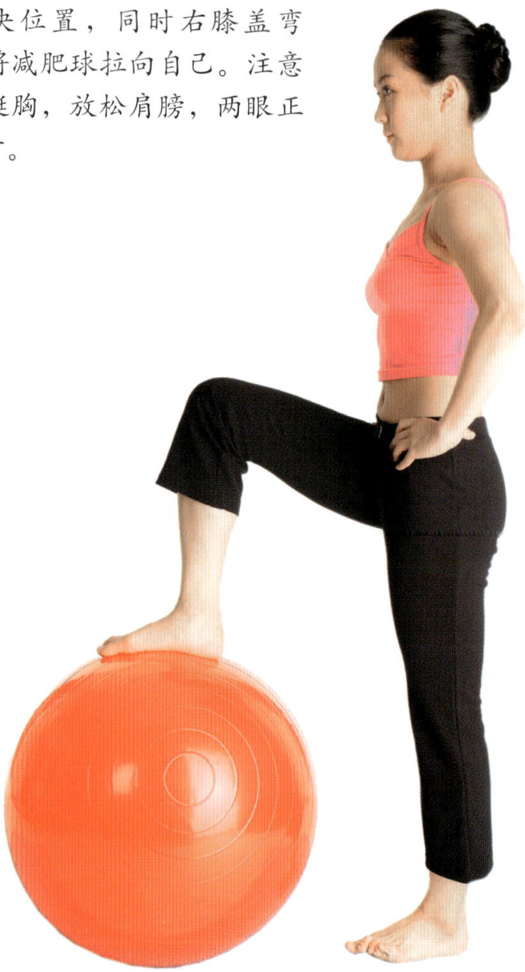

- 脚后跟抵住减肥球，慢慢向前移动。注意不能让减肥球偏向一边。当感觉到大腿肌肉拉紧时，重新回到开始的姿势，重复同样的动作。

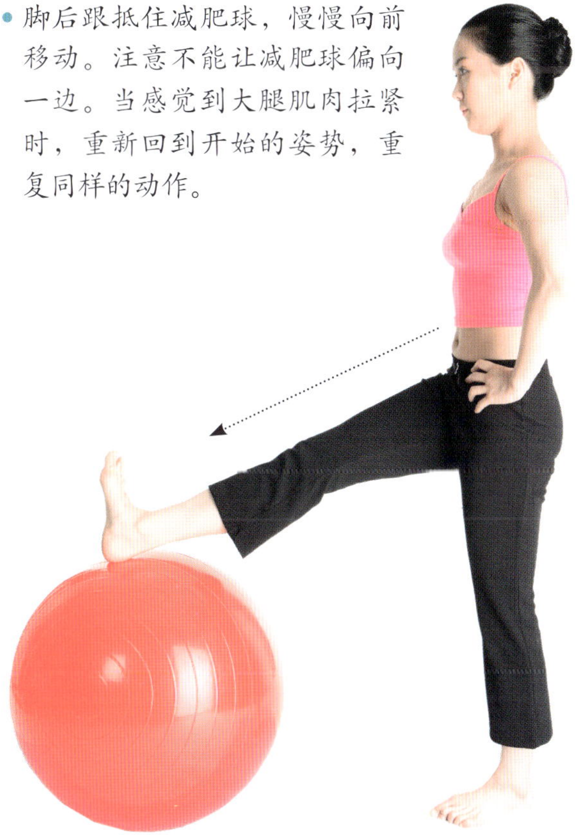

- 最后右腿向前伸直，保持此姿势5～6秒，然后把减肥球滚到右边，大腿内侧伸直。换左腿重复同样的动作。

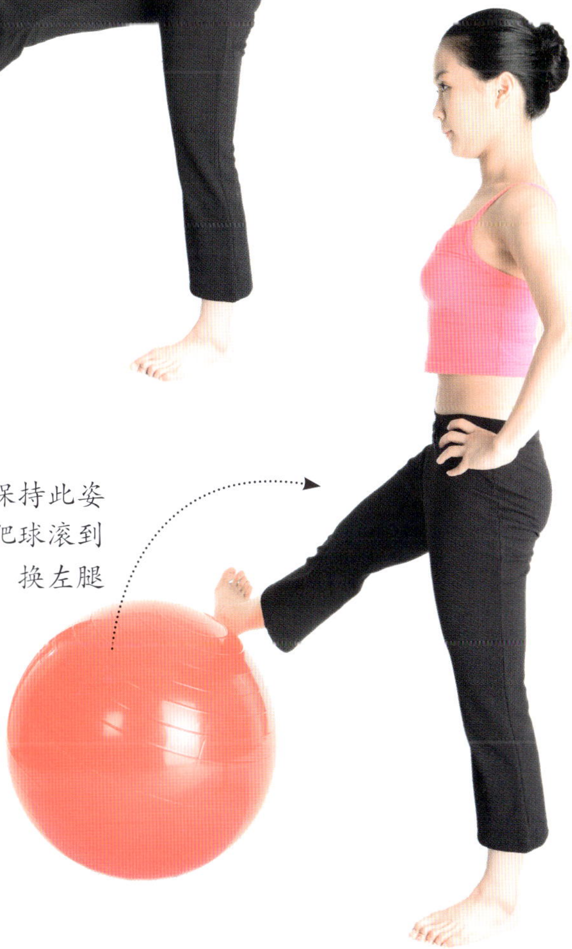

注意事项

推拉滚动减肥球时，要一直用脚后跟抵住减肥球，大腿和身体重心用力。

06 骑马式，强化大腿内侧肌肉线条 •初级 · 8遍

这是一种类似于骑马的运动，能够使身体变得挺拔，还能维持身体平衡。这个运动以女性喜欢的姿势，通过夹紧和松开减肥球，来强化大腿内侧肌肉。大腿肌肉有弹性了，腿部曲线自然就变得优美了。

How To

- 坐在减肥球上，膝盖向外分开，双手叉腰。慢慢把身体重心移至骨盆，做骑马姿势，同时用脚尖撑地。

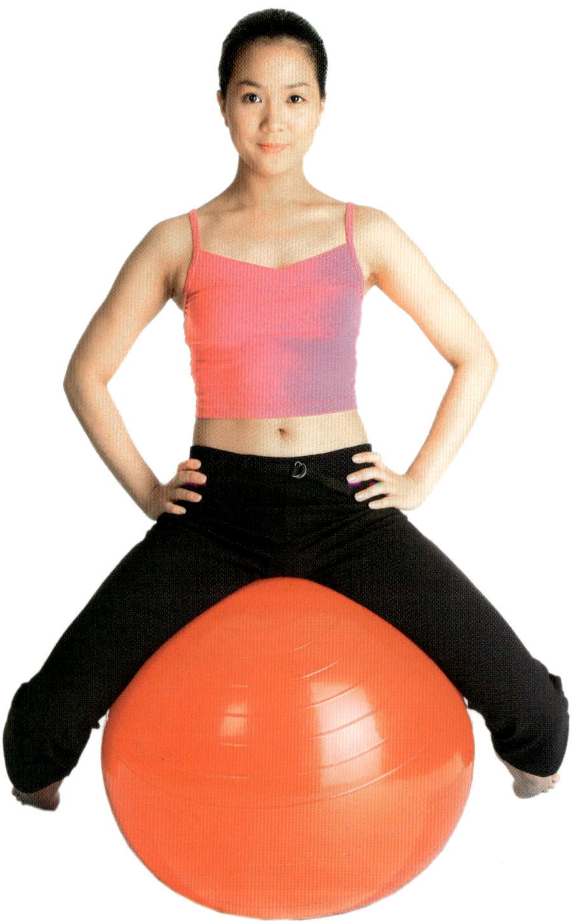

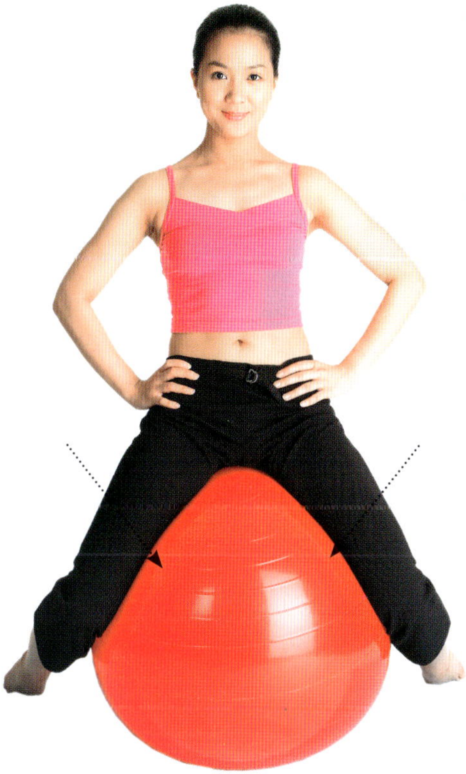

- 利用减肥球的阻力，大腿的内侧用力夹紧和松开减肥球。同时收缩并向前提拉小腹，然后放松括约肌，进而渐渐放松小腹。
- 腿部收紧，肩膀放松，两手臂下垂并攥紧拳头。腿部伸直的同时，慢慢松开拳头。

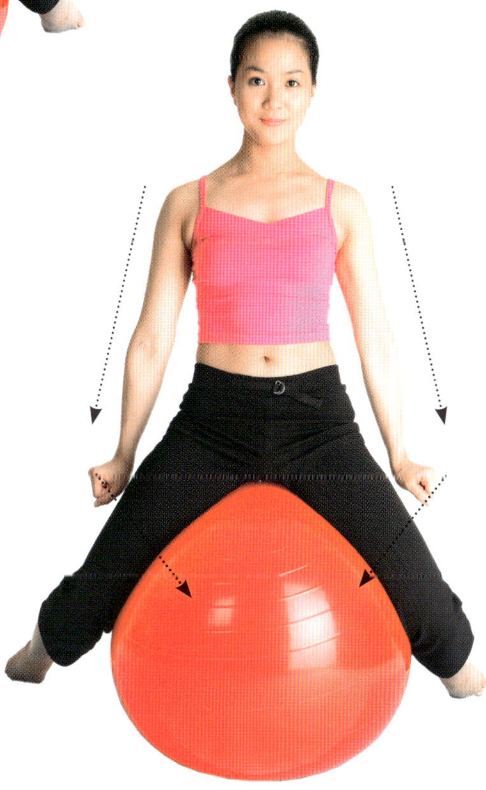

注意事项

不要过度深呼吸，且不要让肌肉长时间处于紧张状态。

07 掷球式，消除大腿内侧赘肉

•初级 · 8遍

这是用脚在身体上方投掷减肥球，然后用手接住球的一种有趣运动。这个运动能够消除大腿内侧赘肉以及骨盆部位 凸出的肌肉，从而达到矫正体型的目的。跟同伴一起做运动会更有趣，效果也会更佳。

How To

- 平躺，背部着地，并把减肥球夹在两脚之间。

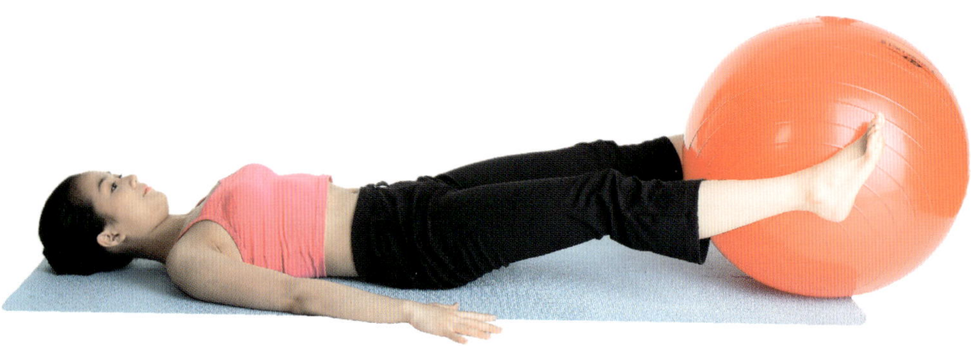

- 双腿伸直，把减肥球向上夹起。双手放在胸前。

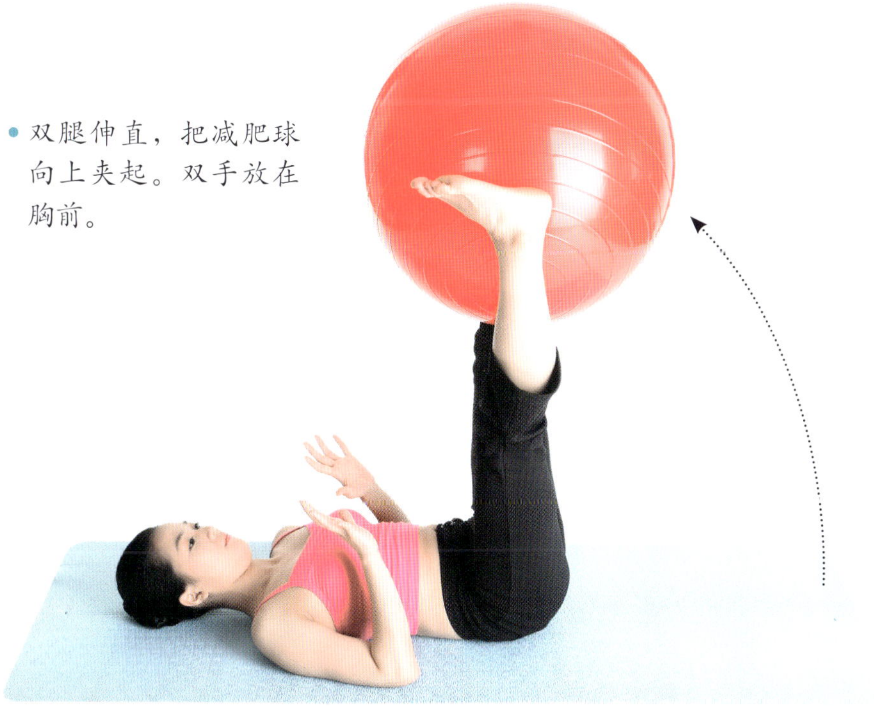

- 完成一次吸气、呼气的同时，将减肥球掷下。双手接球，同时双腿尽量展开成大V字形。保持这个姿势3～4秒钟，然后收回双腿，反复练习这个动作。

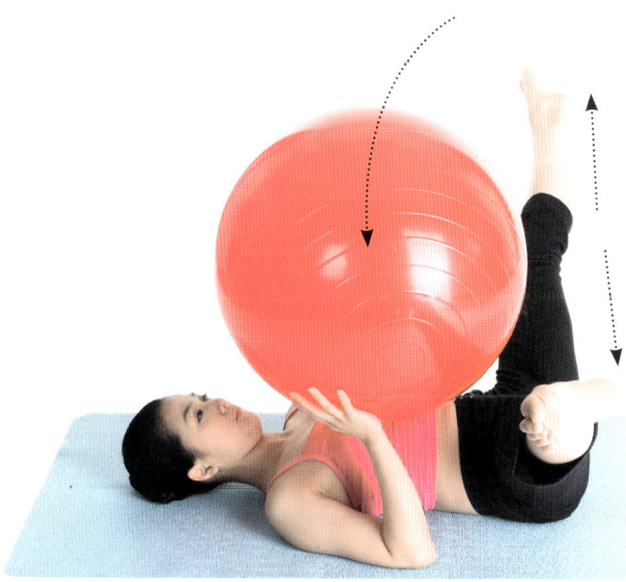

08 大腿伸展式，舒展腿部整块肌肉 •初级 · 8遍

这是一种增强身体柔韧性的伸展运动。在减肥球运动之前做这个动作，可以放松肌肉，使整个运动过程保持正确姿势。由于这个运动可以舒展大腿内外侧肌肉，所以也可作为运动结束后的放松动作来练习。练习者坚持做这个运动，可以增强腰部和腹部的力量，同时消除赘肉。

How To

- 坐在减肥球上，两腿分开。两脚后跟相对，脚尖向外。挺胸，身体重心移至骨盆。放松肩膀和胸部，保持这个姿势10秒钟。

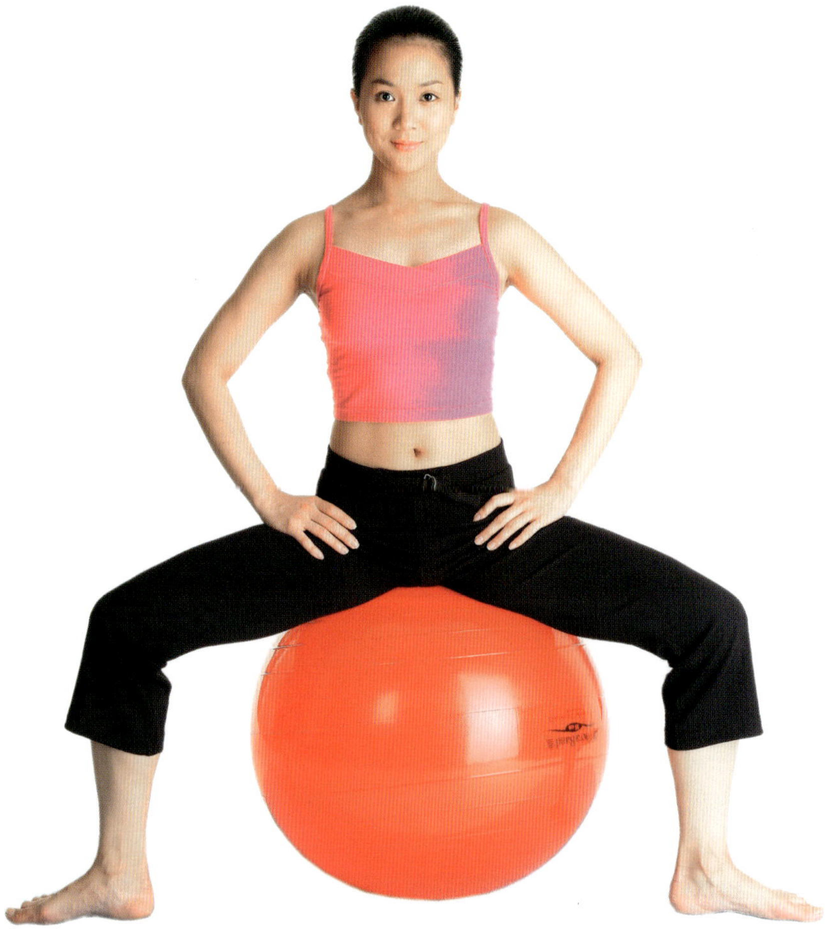

- 身体向右转，右腿膝盖弯曲成直角，同时左腿向后伸直。保持这个姿势10秒后，反方向重复相同的动作。

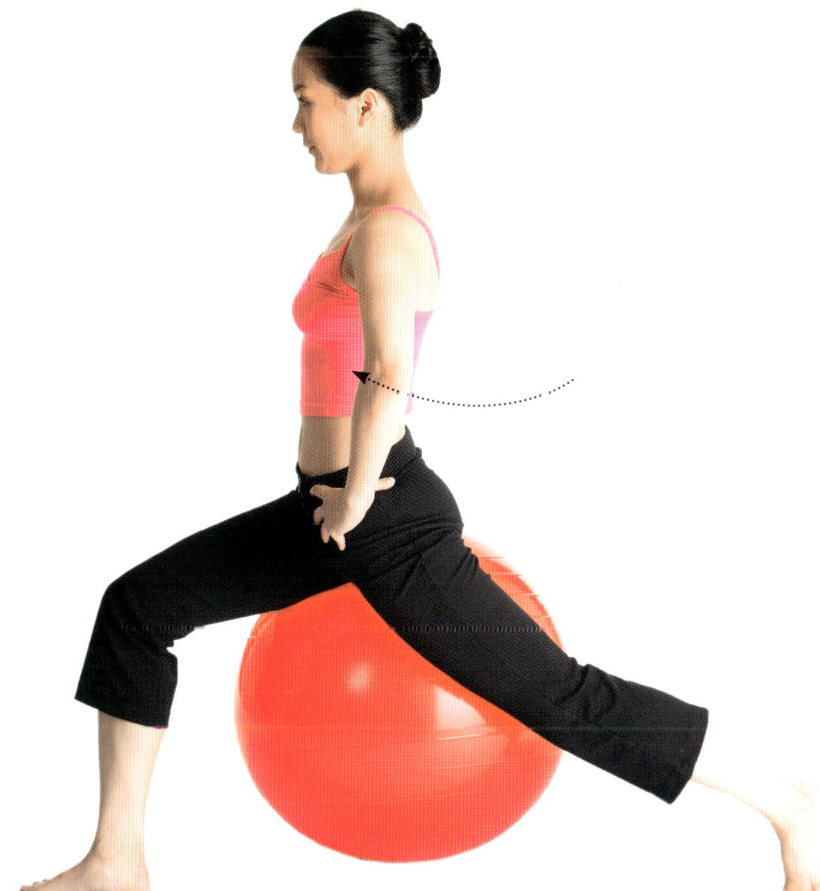

09 单腿画圆式，收紧大腿内外侧肌肉 •初级 · 5遍

长时间穿高跟鞋走路，腿的外侧长久用力，容易使大腿内侧肌肉变得松弛。这个运动可以使大腿内侧和外侧的肌肉均匀用力，让平时用不到的肌肉运动起来，从而消除腿部赘肉。

How To

• 平躺，背部着地，把双脚放到减肥球上。双手放到地面以支撑身体，颔首，同时放松颈后部，使腰部紧贴地面。

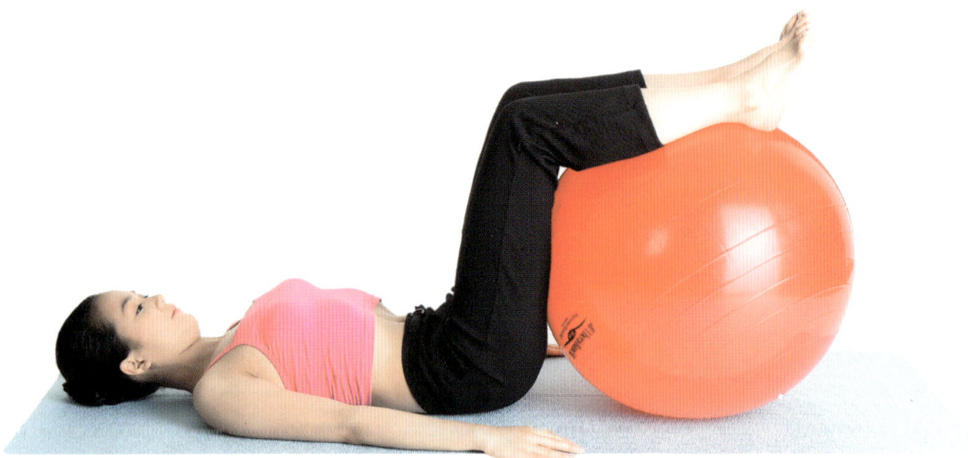

注意事项

运动过程中，背部不能离开地面。

- 右脚向上竖直抬起，膝盖舒展，使得骨盆到脚尖成一条直线。

Point

根据自己的运动水平，可以随意调节画圆的大小。如果腹部和下肢力气小，可以画小圆。熟练后圆可以渐渐画大以提高运动强度。

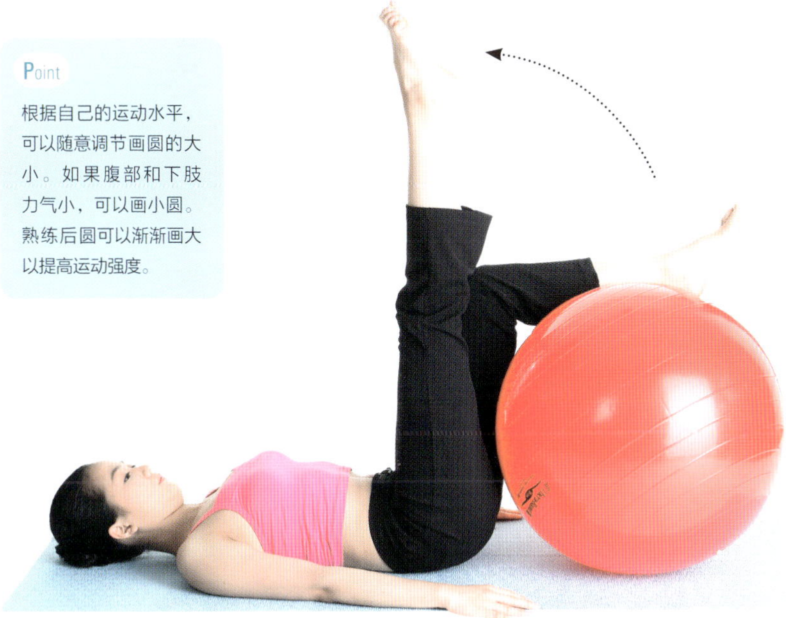

- 完成一次吸气、呼气的同时，右脚顺时针旋转一周。这时骨盆两端要一直紧贴地面，不能抬起。然后逆时针旋转一周后，再次顺时针旋转一周。换左脚重复相同的动作。

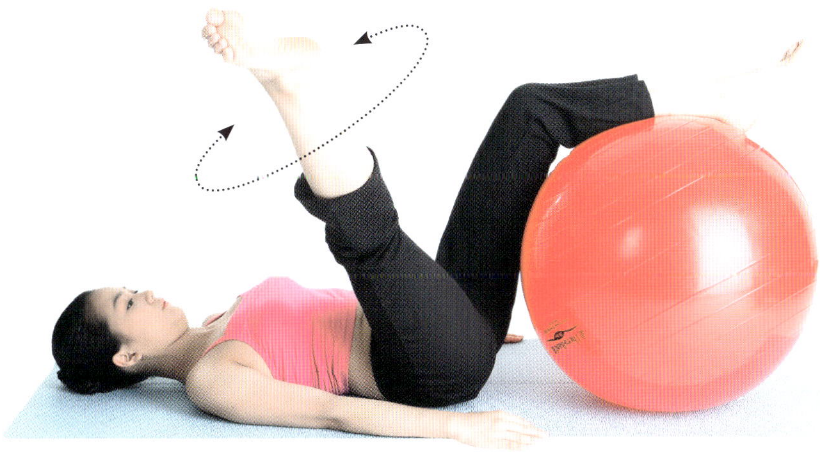

10 腿部侧伸式，锻炼腿部外侧肌肉 •中级 · 8遍

这是一种通过锻炼腿部外侧肌肉以完善腿部曲线的运动。由于该运动是在减肥球支撑身体的状态下完成的，所以通过运动能够维持全身的平衡。而且还能强健腰部、腹部和骨盆，对整套减肥球运动的完成起帮助作用。由于人体的脏腑器官集中于腰部和腹部，所以经常做此运动还有助于增强各器官的功能。

How To

- 侧躺在减肥球上，使骨盆贴近球中心位置。同时两腿伸直与身体成直线。一只手撑地以支撑身体，另一只手放在减肥球上。

Point

侧躺在减肥球上时，身体的外侧要径直伸展。

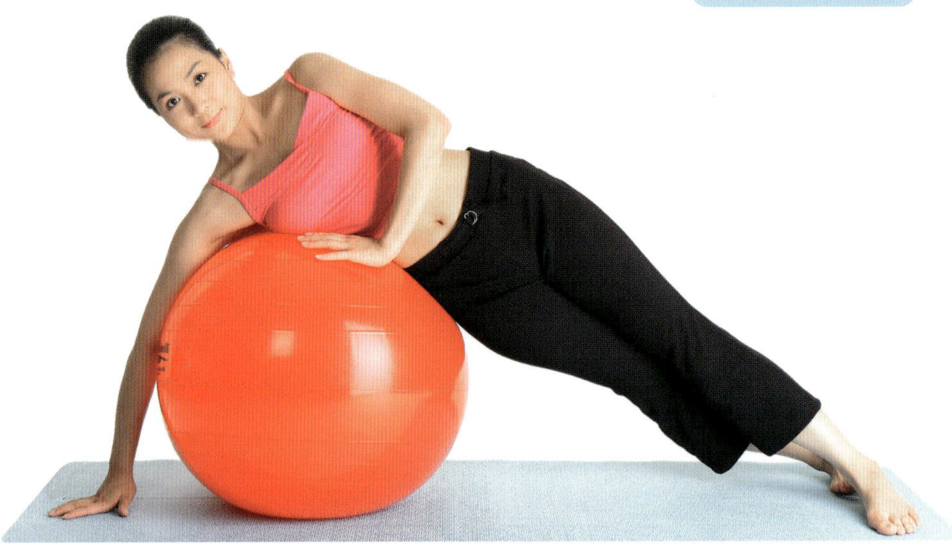

• 在背部、腰部和骨盆成一条直线的状态下，缓缓将外侧的腿抬起至骨盆高度。这时脚尖向前，并与脚踝成直线。

Point

动作熟练后，在腿抬起的状态下，可尝试反复向胸前屈伸膝盖。

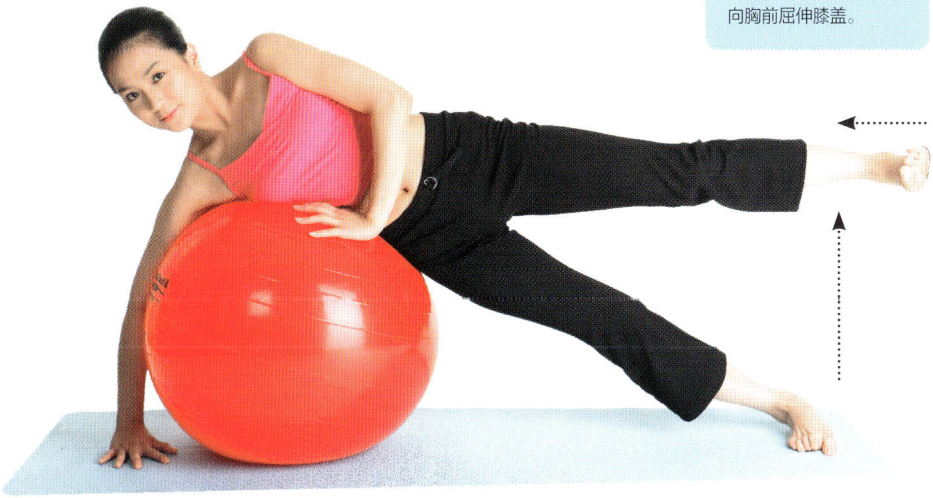

• 腿稍稍向上抬起，高于骨盆，然后放下。反方向重复同样的动作。

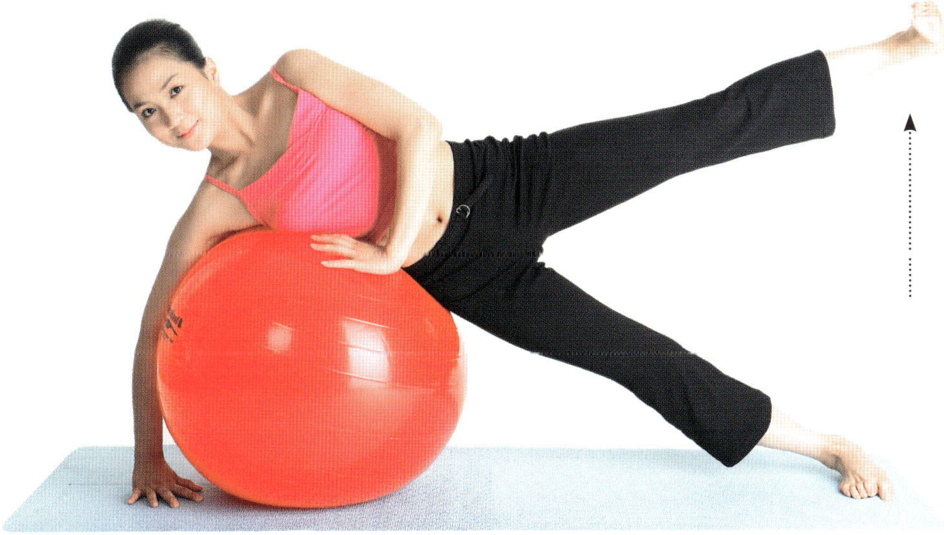

11 腿部侧屈式，让大腿圆润笔直 •初级 · 8遍

腿部侧屈式是一种通过向一侧抬腿和落腿的动作，来塑造腿部完美曲线的运动。这个运动能够塑造大腿曲线，还能强化腰部、腹部和臀部的肌肉，消除下身赘肉。同时有助于强化脊椎，端正身体姿势。

How To

- 一只胳膊夹紧减肥球，侧卧，使骨盆紧贴球体。里侧腿弯曲着地，外侧腿伸直，与身体成一条直线。这时里侧胳膊环抱减肥球，外侧胳膊放到减肥球上。

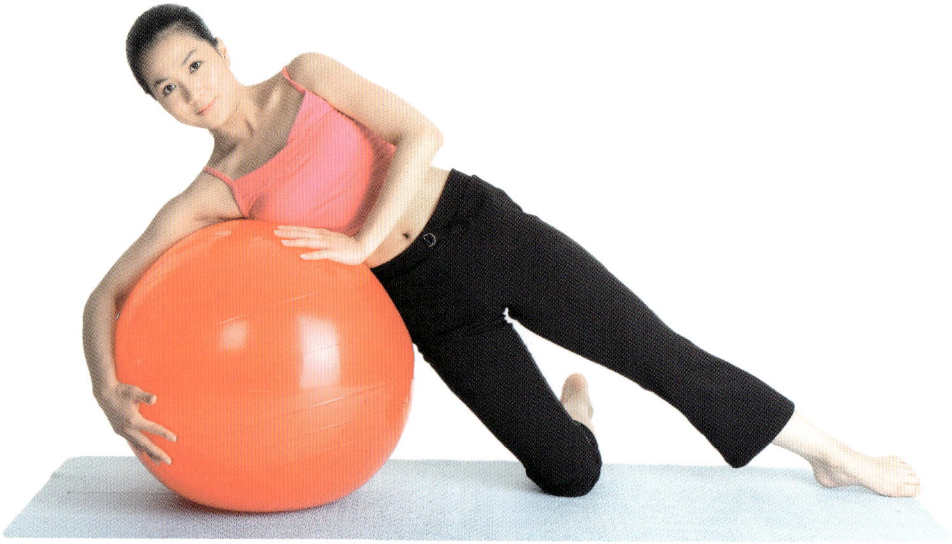

• 慢慢抬起外侧腿，要保持脚尖向前与脚踝成直线。

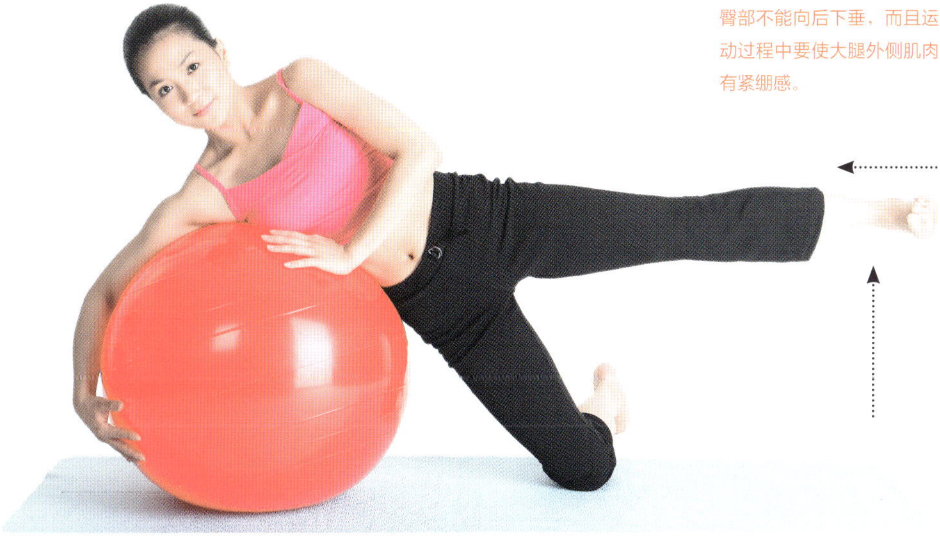

注意事项

臀部不能向后下垂，而且运动过程中要使大腿外侧肌肉有紧绷感。

• 抬腿，然后放下，抬腿的高度要略高于臀部。反方向重复同样的动作。

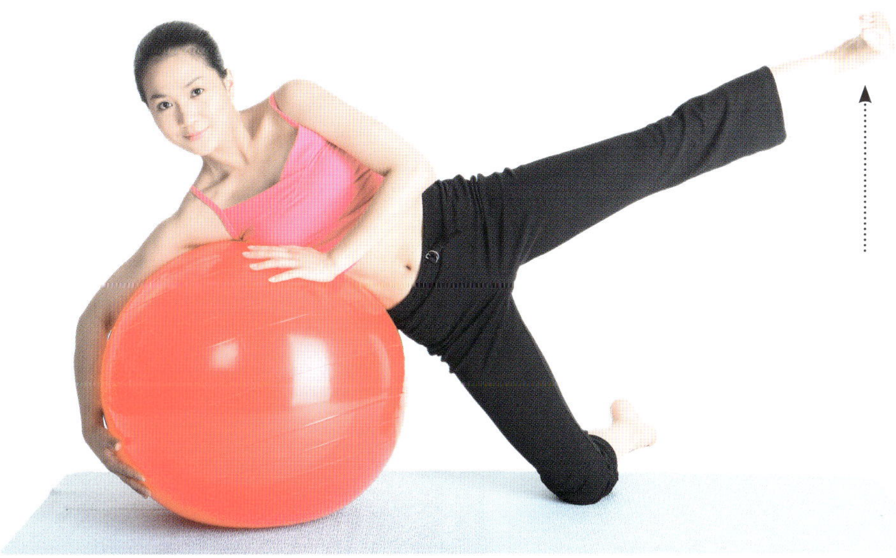

12 侧抬腿式，使大腿更富弹性

• 中级 · 5遍

这是双腿向一侧伸直，抬起减肥球的一种运动。这个运动能够增强腰部弹性，还能消除大腿和臀部赘肉，使大腿和臀部更富弹性。如果长时间站立或者忙碌一整天后进行该运动，可以有效缓解疲劳。需注意的是运动过程中要保持正确姿势，忍住腰部疼痛。

How To

- 侧卧的状态下，把减肥球夹在两脚踝之间，一只手托住头部，另一只手撑在地上。
- 吸气，同时腰部和腹部用力，使身体伸直成一条直线。这时两腿稍微向前倾斜，以防止腰部用力过度。

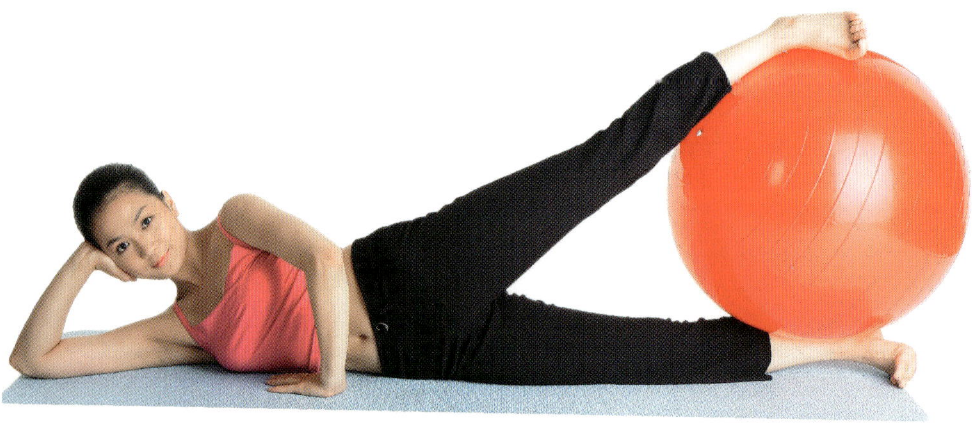

- 呼气的同时，用脚后跟夹紧减肥球，双腿慢慢抬高约10厘米。再吸气，把腿放下。反方向重复同样的动作。

Point

如果用一只手托住头部感觉不舒服，也可以把头自然平放在地面上。

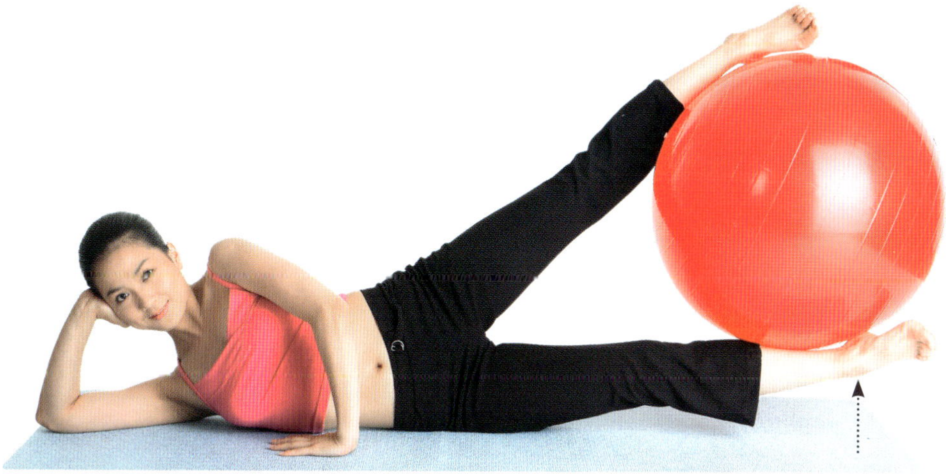

13 突进式，锻炼下肢灵活性

• 中级 · 5遍

突进式运动与下蹲式运动都是锻炼下身肢体的代表性运动。这个运动可以消除大腿赘肉，强健膝盖、脚踝、骨盆以及腰部。该运动能够强烈刺激大腿和骨盆，所以只要坚持做下来，就能塑造期待已久的完美身材曲线。注意运动的时候要把身体重心放到后面。

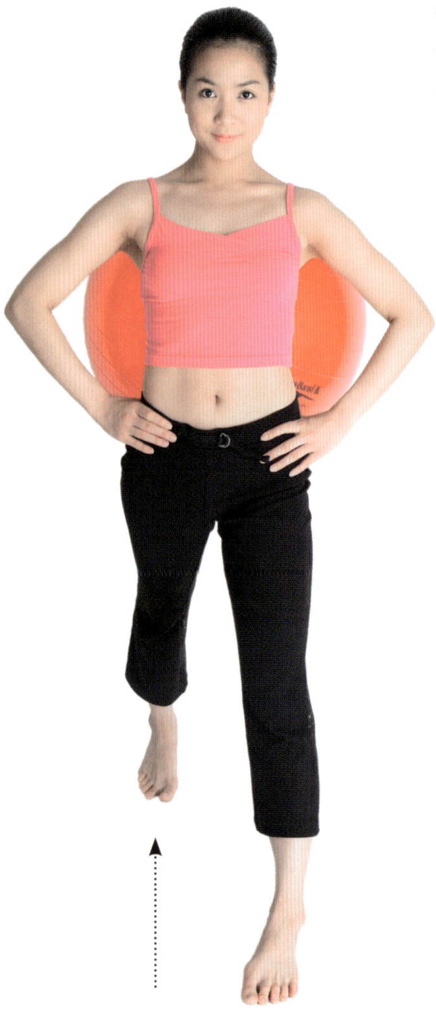

How To

- 背靠减肥球，倚墙站立。将双脚分至骨盆宽度，一只脚向前迈出，另一只脚向后伸直，同时抬起脚后跟。

Point

双手自然下垂，或者放于腰间。

- 前腿膝盖弯曲下蹲，身体重心转移到前腿。这时后面小腿与地面保持平行，头顶到后腿膝盖成一条直线。
- 后腿膝盖接触到地面之前，重新回到开始姿势。双腿交替反复进行。

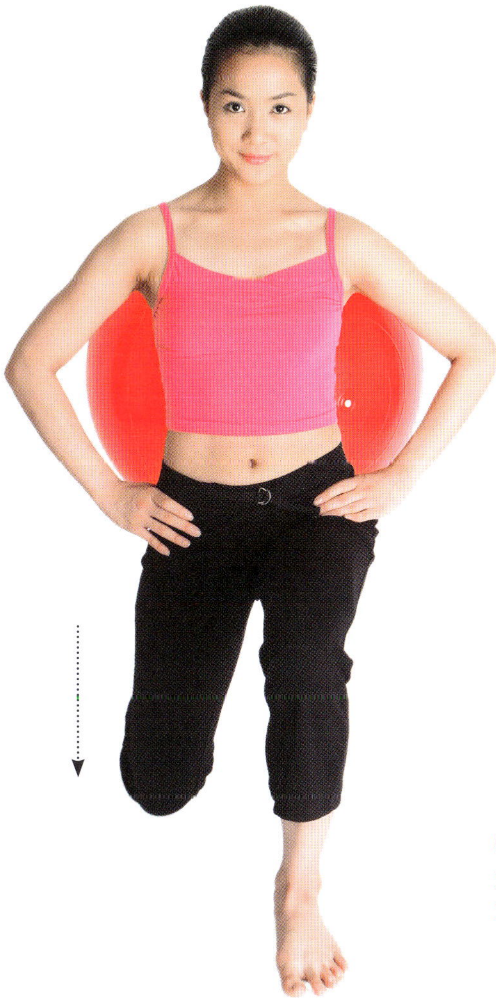

注意事项

运动过程中要时刻保持身体直立，膝盖不要超出脚尖。

14 踮起脚后跟，紧致小腿肌肉 ·初级 · 8遍

有人说穿高跟鞋可以让小腿变得美丽，这个动作正是运用了高跟鞋原理。此运动可以刺激小腿内侧肌肉，打造窈窕圆润的腿部曲线，还能强化脚踝关节。站着工作一整天或者爬山后进行这个运动，可以迅速消除腿部疲劳，使全身得以放松。

How To

- 把减肥球靠在墙上，让减肥球紧贴骨盆前部，球中心正对肚脐。双脚分至骨盆宽度，双手抓住减肥球的两侧，双脚稍微后退，利用腹部的力量推动减肥球运动。

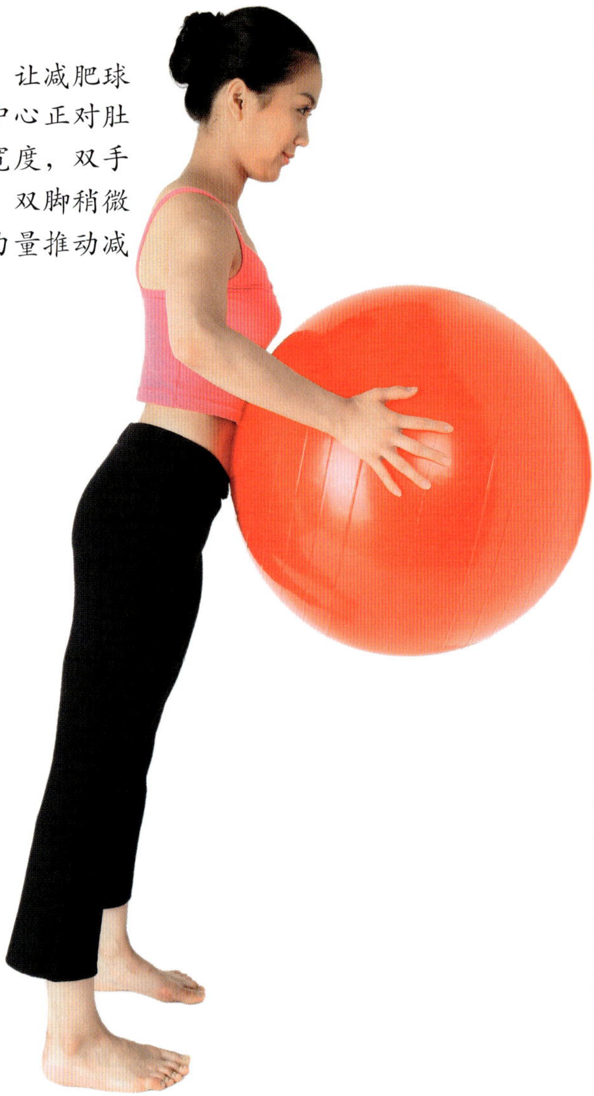

• 脚后跟慢慢提起，保持2～3秒后放下。同时要将注意力集中于小腿肌肉上。

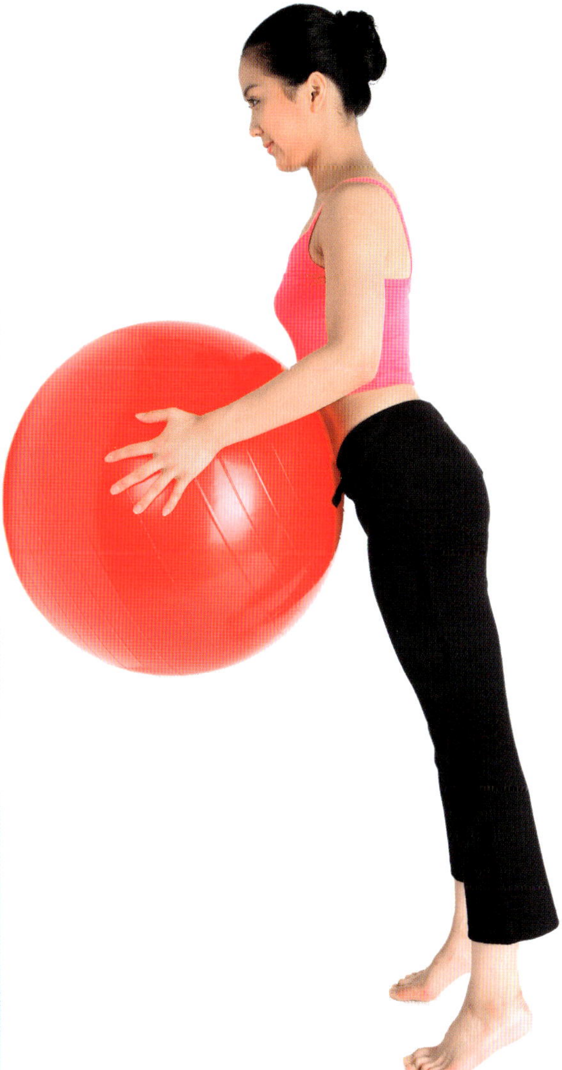

Point

动作熟练之后，可以尝试脚后跟抬起，膝盖向前弯曲推动减肥球上下运动。还可以利用大腿前部托住减肥球，上下推动，反复进行。

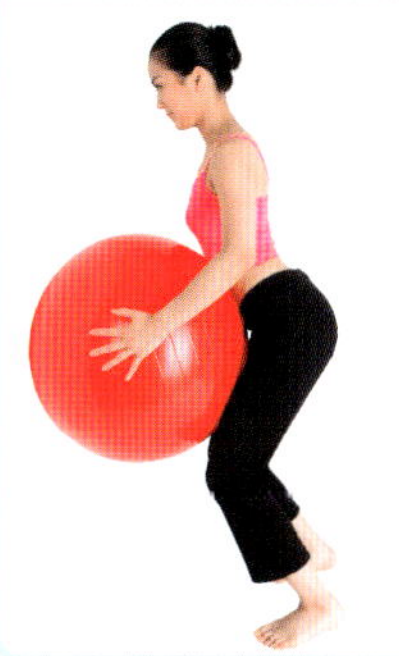

15 腿与脚背伸展，放松腿部肌肉 •中级 · 5遍

大腿和脚背的伸展能放松关节跟肌肉，使身体变得更加柔韧，同时还能增强骨盆和腰部力量。由于骨盆和腰椎直接与大腿相连，大腿肌肉结实了，所有需要用腿部来完成的动作都会容易起来。注意运动时要量力而行，不能给身体太大压力。

How To

- 屈膝跪地，双手放在减肥球上，挺胸。

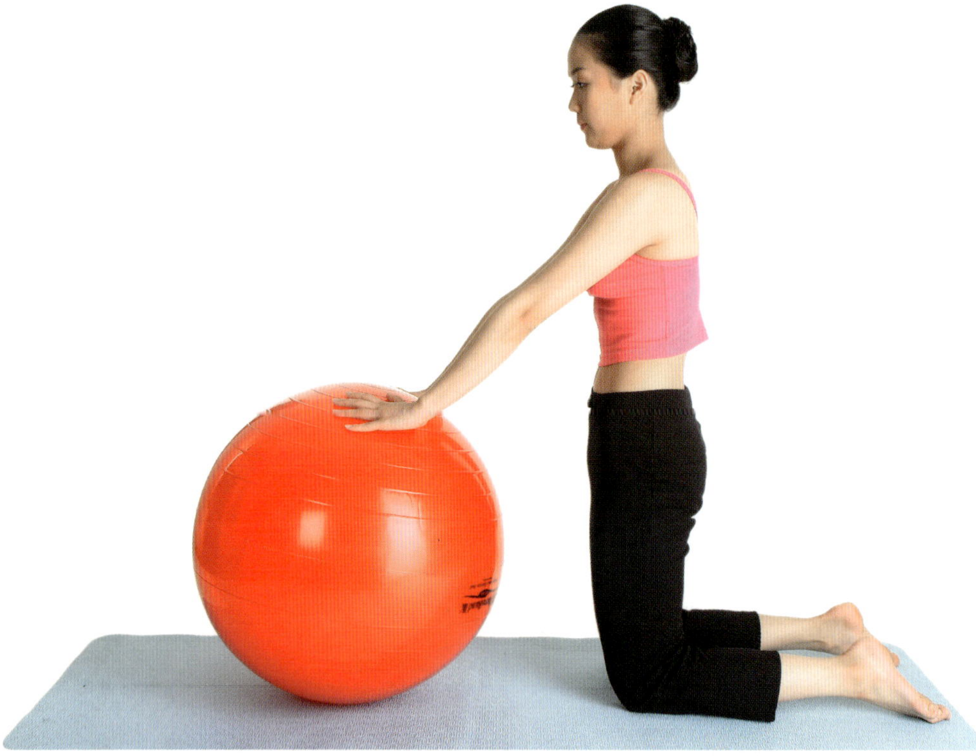

• 右腿膝盖向前弯曲成直角，同时左脚向后牵引身体，使左腿膝盖着地。这时左脚脚背伸直，膝盖尽量放到骨盆后面。保持这个姿势20秒钟。

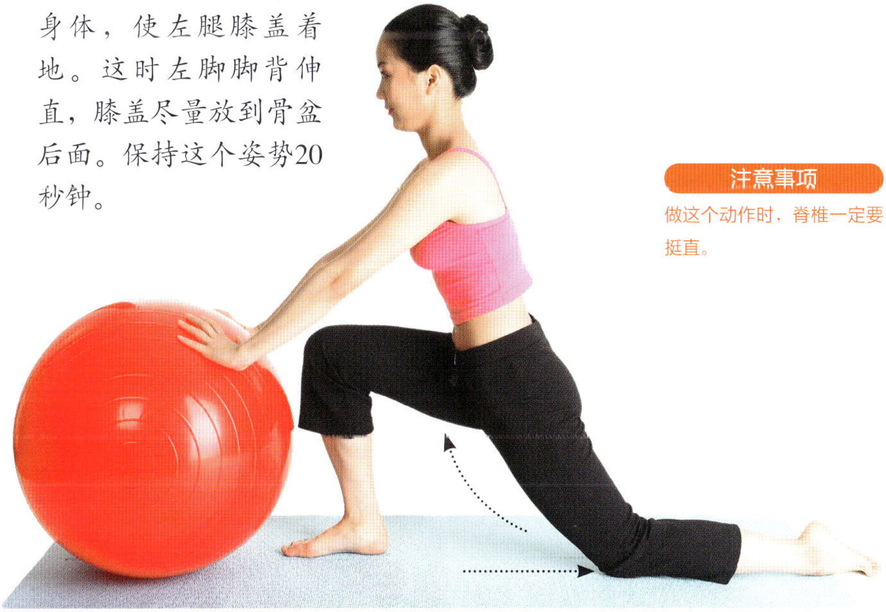

注意事项

做这个动作时，脊椎一定要挺直。

• 伸直左腿，弯曲脚踝，使得脚尖着地。保持这个动作20秒后，换腿重复相同的动作。

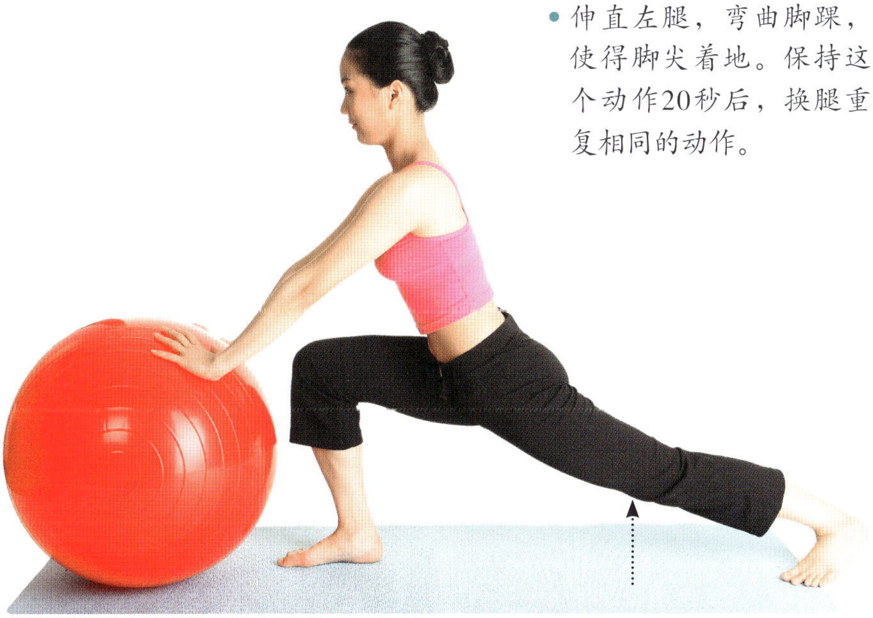

PART 9

玩转减肥球 全身赘肉无影踪

苗条性感的身材是女性永恒的追求，而身材之美不在于瘦削的身形，而在于身体各部位曲线的优美。本部分从美体塑身并完美身体曲线的目标出发，使女性在了解身体不同部位特征与需求的基础上，学会有针对性地进行运动，让女性不仅“骨感”，而且“性感”，魅力指数大增。

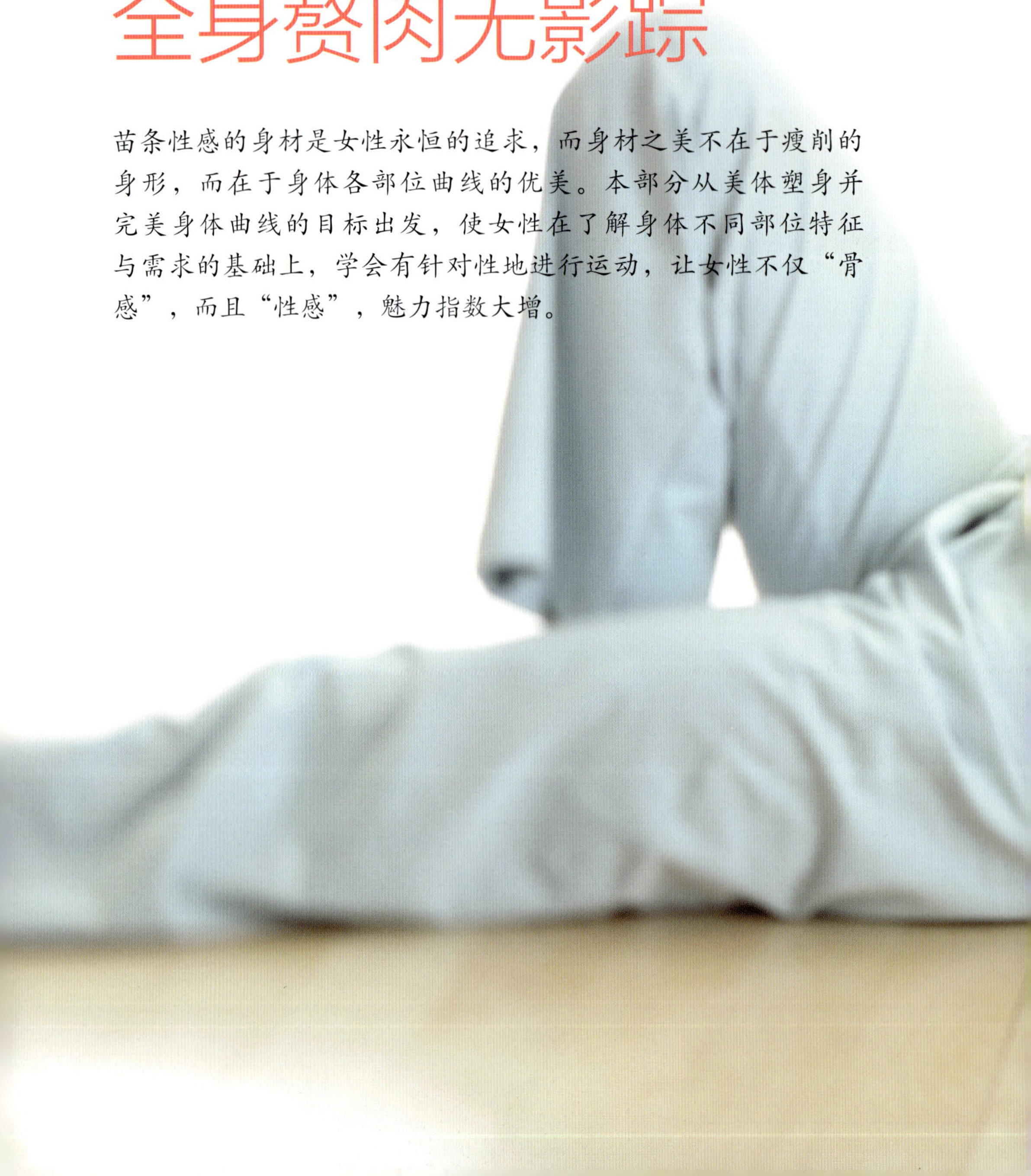

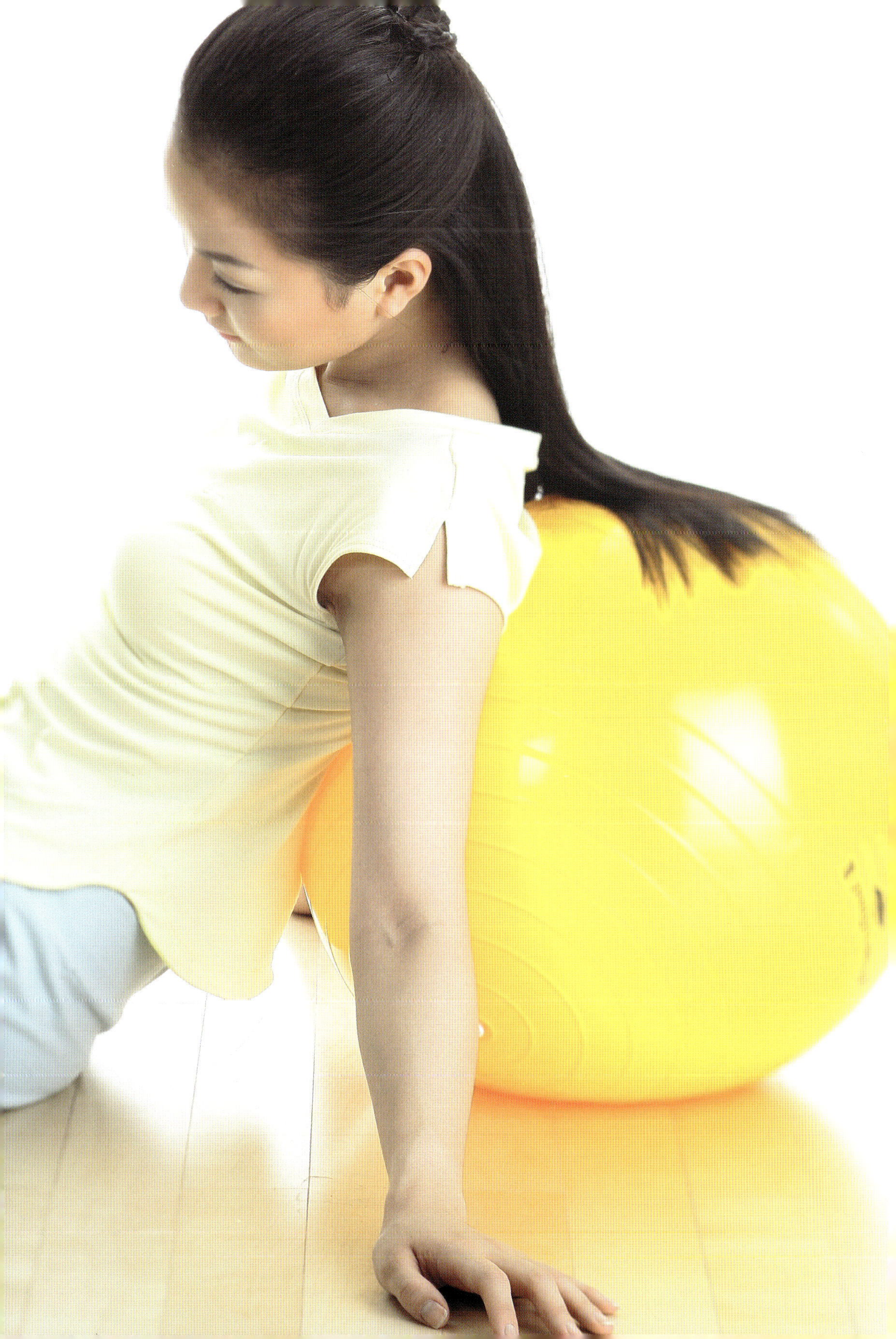

01 平湖落雁式，增强体力瘦全身 •中级 · 8遍

这是双臂在背后靠拢的一种运动。通过该运动可以矫正弯曲的肩胛骨，还能消除久坐形成的腰部赘肉。近年来由于人们越来越多地使用电脑，身体压力不断增大，30～50岁的人很容易患上“五十肩”。这个运动就可以预防“五十肩”，帮助缓解疼痛，还可以消除“游泳圈”，增强体力。

How To

- 弯曲膝盖，使腹部和骨盆紧贴减肥球。同时腰部伸直，双脚分至骨盆宽度。然后手臂向两侧伸直，胳膊肘弯曲成直角。

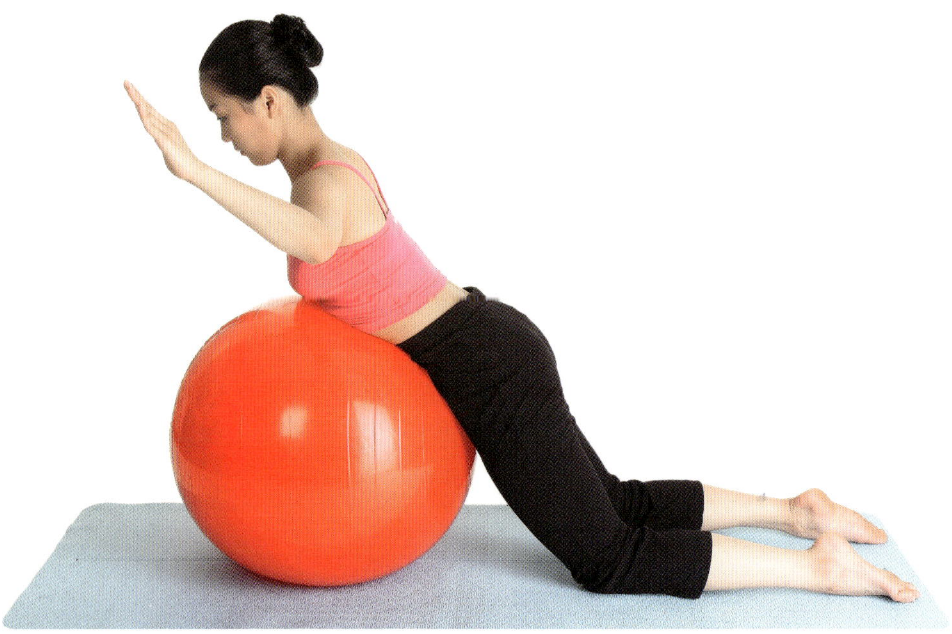

• 移动肩胛骨，使两胳膊肘拉向背部。

注意事项

如果只是双手移动，不会达到运动效果。只有集中运动背部肌肉才能达到预期效果。

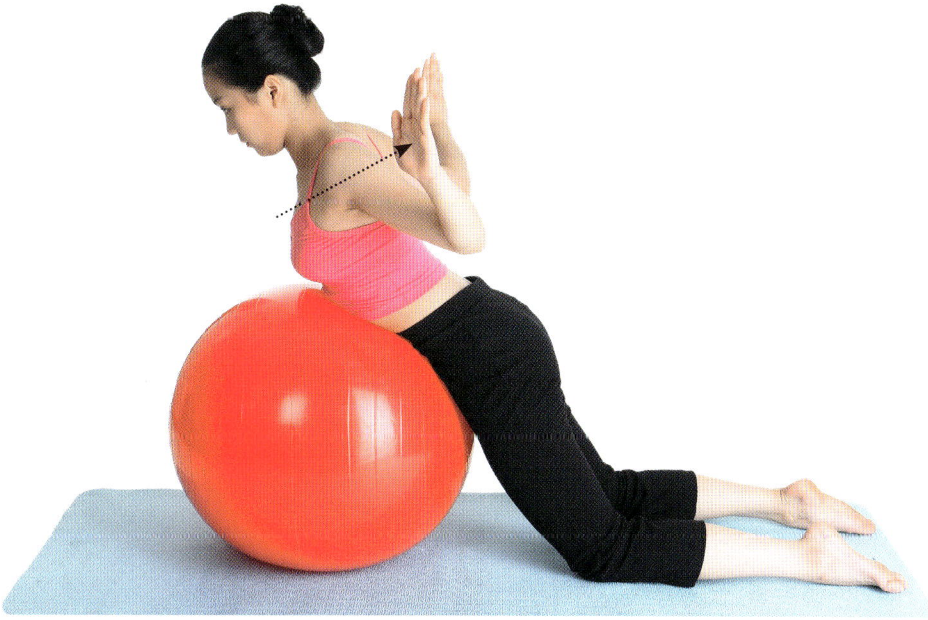

02 仰卧起坐，修饰身体线条

•中级 · 3遍

这是利用腹肌的力量锻炼上身的运动。这个运动能够消除腹部赘肉，还能完善背部和大腿后侧曲线。如果感觉运动有难度，可以尝试在膝盖弯曲的状态下进行，只要大腿内侧并拢，把脚固定在地面上即可。

How To

- 平躺，使背部着地。双手抓住减肥球，手臂向头顶伸直，然后放松。通过呼吸使腹部用力收紧，同时膝盖弯曲。此时括约肌用力，以保持身体平衡。

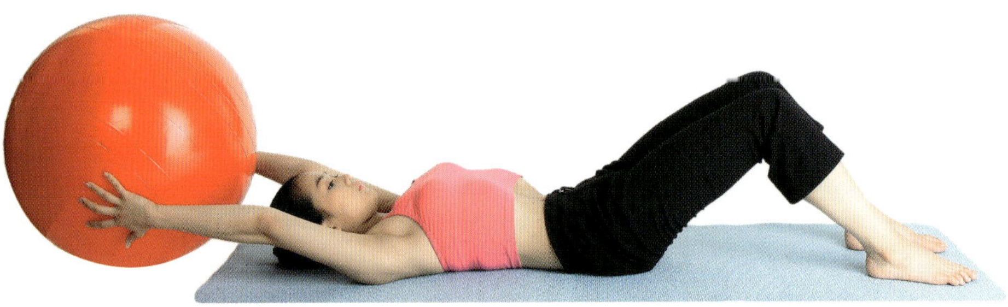

• 吸气的同时把减肥球举过头顶，然后呼气，把下巴拉向胸部，同时抬起头部和上身。

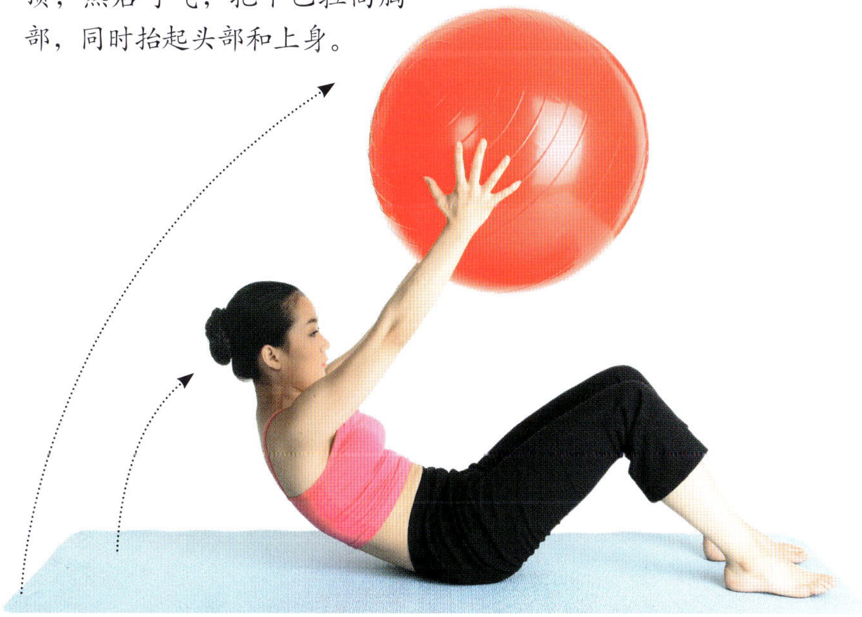

• 视线移向肚脐方向，身体用力向脚尖方向伸展。同时腹部用力收向背部。这时脊椎的各个关节会一一展开，注意双腿要用力伸直。然后，腹部和大腿内侧用力，使上身慢慢回到原来的姿势。

Point

运动过程中要使脊椎和腰部伸长，感觉到力气集中，并将身体重心转移到腹部。

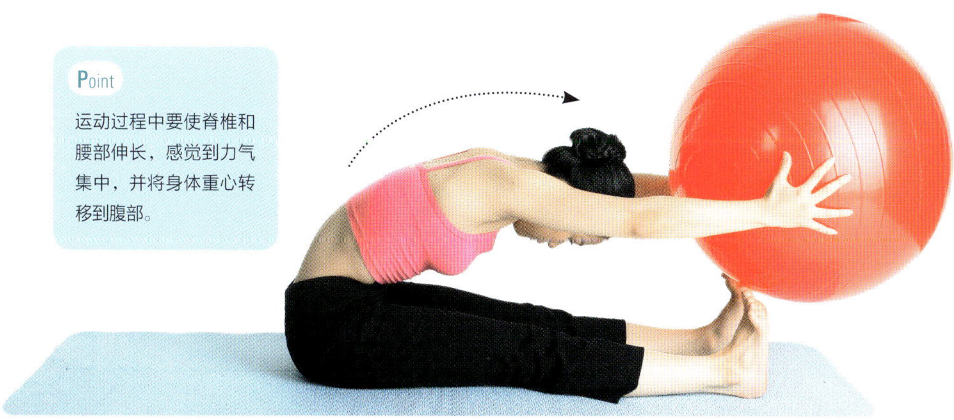

03 抬腿过头顶，甩掉身体赘肉

•高级 · 3遍

这个运动要在腹部力量积蓄充足的状态下进行。通过运动可以消除腹部、背部和腰部赘肉，还能完善手臂曲线。该运动能增强脊椎的柔韧性，还能放松臀部、大腿和背部肌肉。坚持运动，上身会不知不觉变得苗条起来。

How To

• 躺下，使背部着地，把减肥球夹在两脚踝之间。同时双臂放到身体两侧，手掌向下。

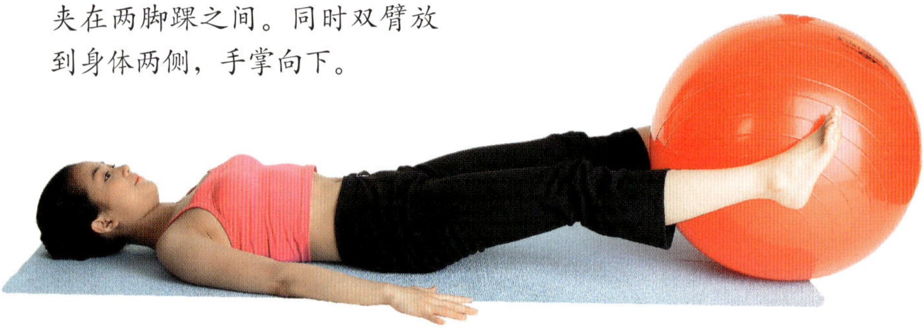

• 把夹在两脚踝间的减肥球竖直抬起。

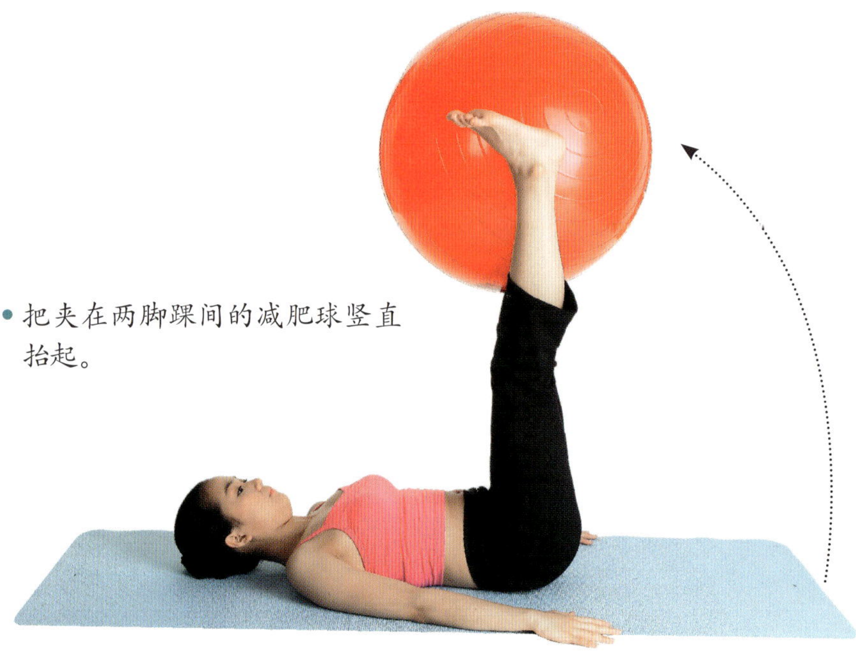

注意事项

1.颈部后面弯曲会产生疼痛，所以要保持后颈伸直。注意不要让肩膀用力。

2.减肥球举过头顶时，腹部要尽量收紧，使腹部有紧绷感。

- 吸气、呼气的同时，缓缓抬起骨盆，使双腿抬过头顶，这时保持双腿伸直，与地面平行。同时手掌用力按向地面。
- 腹部用力，保持这个姿势3～4秒钟后，将脊椎一节一节地依次放下。

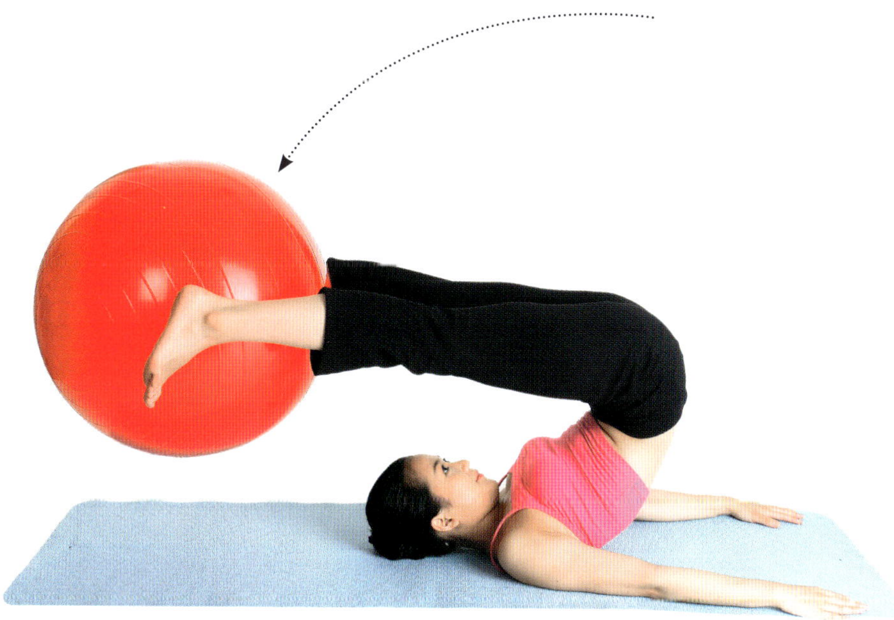

04 滚动身体，按摩全身

•初级 · 5遍

把减肥球当成摇椅，在减肥球上滚动身体，然后回到最初状态的一种运动。可以在脑海中想象一下不倒翁的样子，运动就变得简单多了。这个运动能够积蓄腹部力量，按摩脊椎，还能预防肥臀，真是一举三得。不要把它当成是一种运动，而是当成一种有趣的游戏。

How To

- 坐在地上，同时膝盖弯曲抬起，把减肥球放到脚背上。然后用手抓住减肥球的两侧，背部弯曲成圆形。这时把下巴拉向胸前。然后双脚离开地面，用尾骨保持身体平衡。

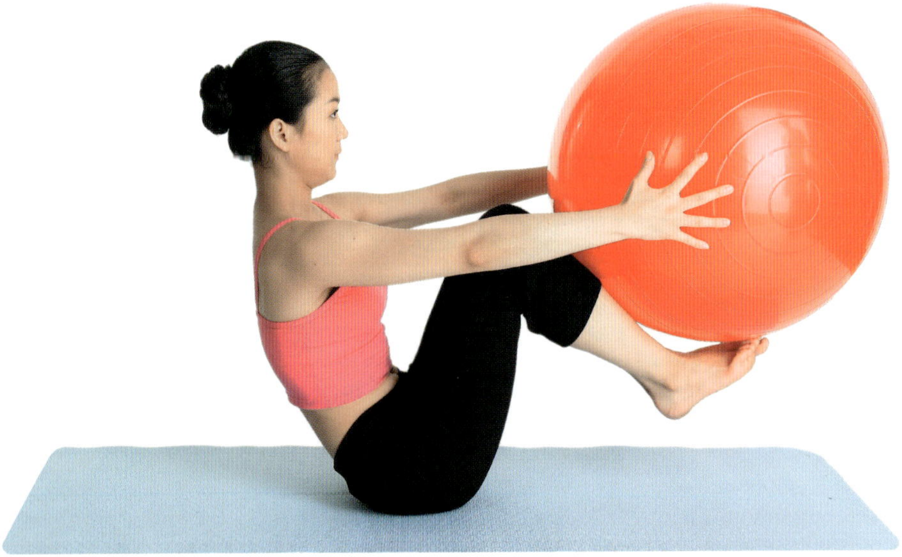

• 身体缓缓向后仰，给脊椎一节一节地做按摩，在头部着地之前迅速回到原来的姿势。双脚离地的状态可以使身体保持平衡。

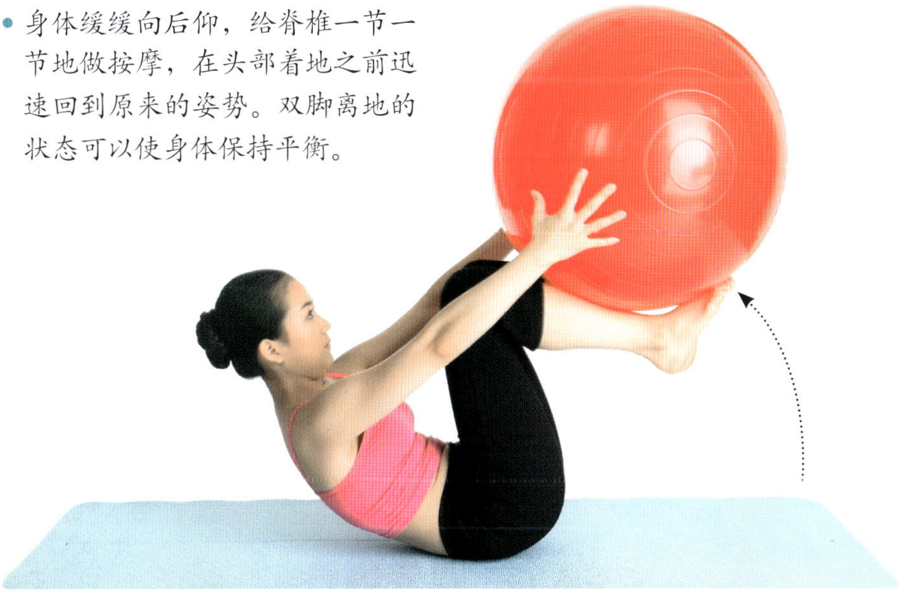

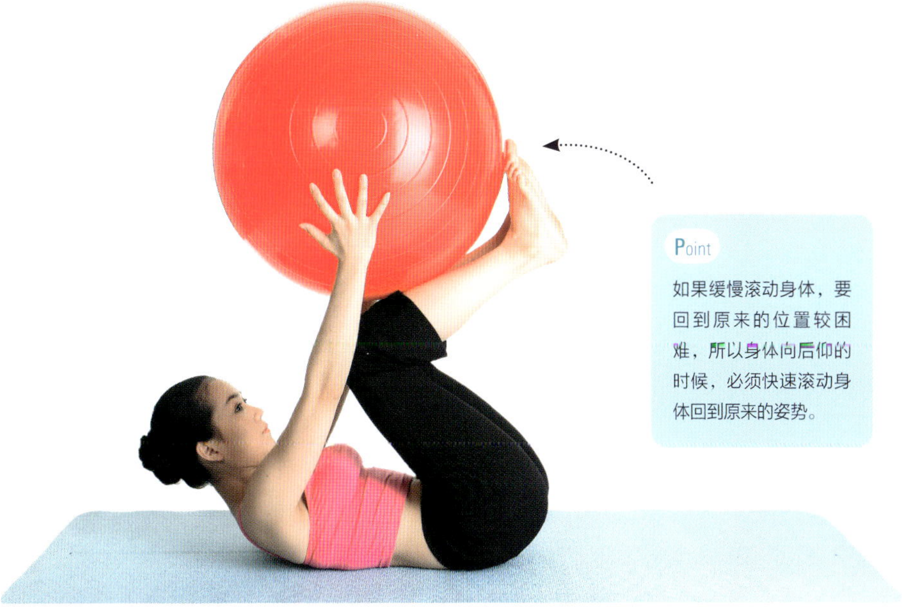

Point

如果缓慢滚动身体，要回到原来的位置较困难，所以身体向后仰的时候，必须快速滚动身体回到原来的姿势。

05 抱球，运动全身赘肉

•初级 · 5遍

这是把身体重心交付给减肥球的一种运动。该运动能使脊椎一节一节舒展放松，以缓解腰部疼痛，所以能有效消除身体疲劳。抱着减肥球移动身体，能让全身的赘肉一起运动起来。

How To

- 趴在减肥球上，双手和双脚分至肩膀宽度，支撑于地面。

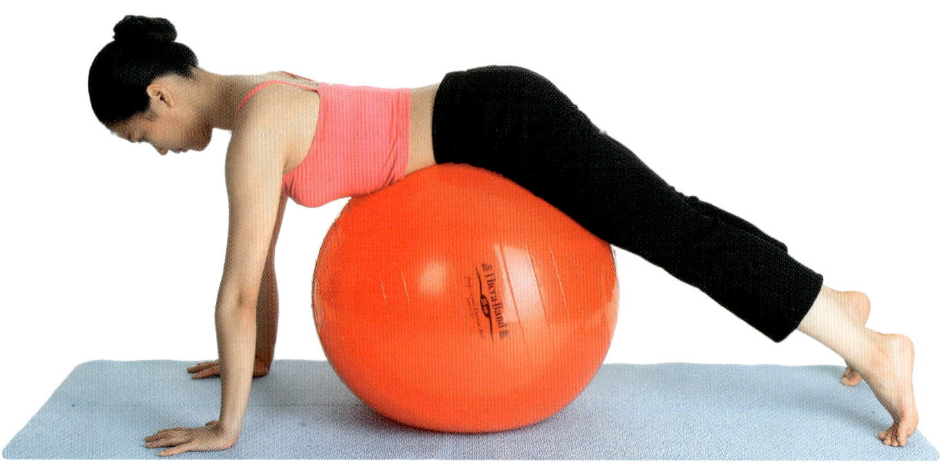

- 趴在减肥球上，胳膊肘弯曲，同时放到地面，头朝下。这时下巴拉向胸部，使颈部伸长。

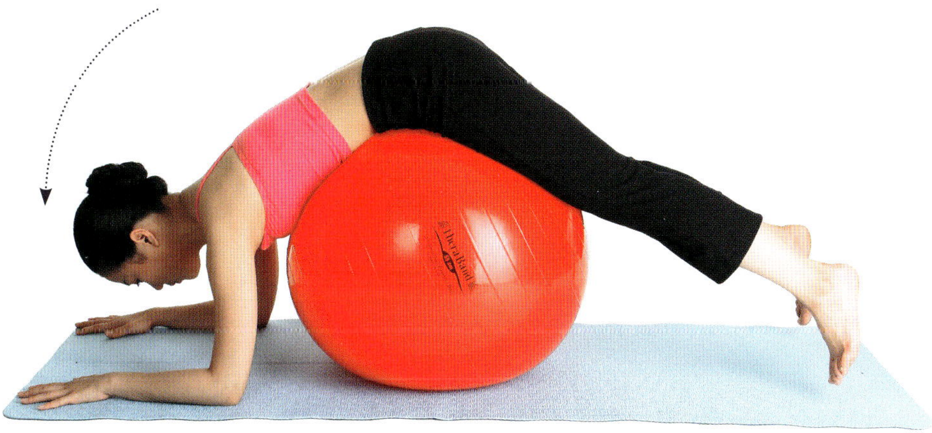

- 双腿轻轻脱离地面，身体重心转移到球上。在球上保持这个姿势30秒钟以上，使脊椎一节一节舒展开。

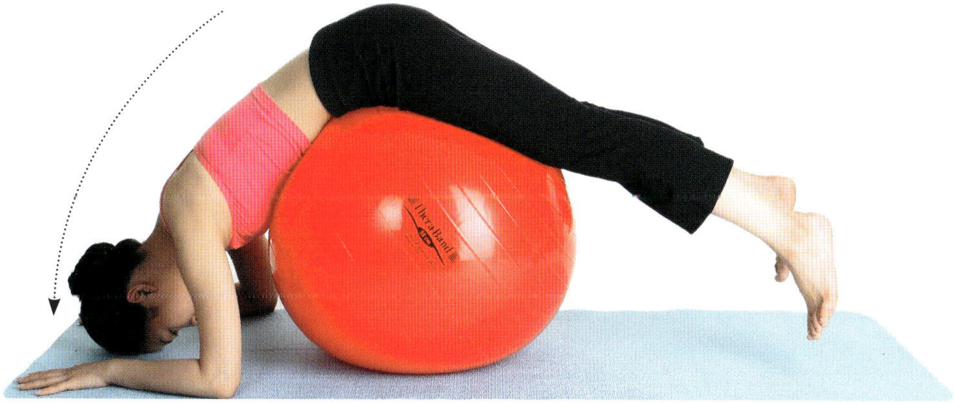

06 侧围伸展，强化身形

•中级 · 5遍

侧围伸展是伸展腰线的一种运动，能够增强脊椎的柔韧性，塑造完美腰线，拉伸腿部曲线。坐一整天后做一下侧围伸展运动，可以放松全身，消除疲劳。

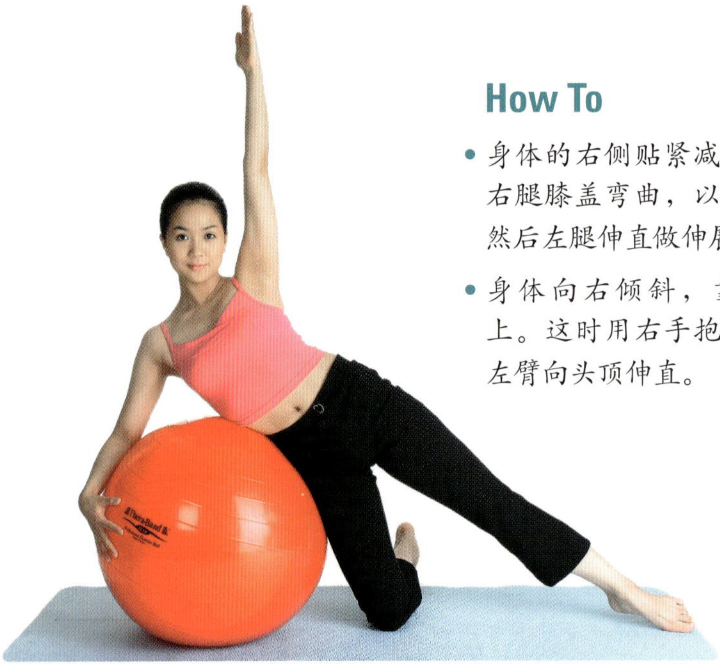

How To

- 身体的右侧贴紧减肥球，同时右腿膝盖弯曲，以支撑身体。然后左腿伸直做伸展运动。
- 身体向右倾斜，靠在减肥球上。这时用右手抱住减肥球，左臂向头顶伸直。

- 吸气、呼气的同时，努力放松身体的外围，同时视线向前。

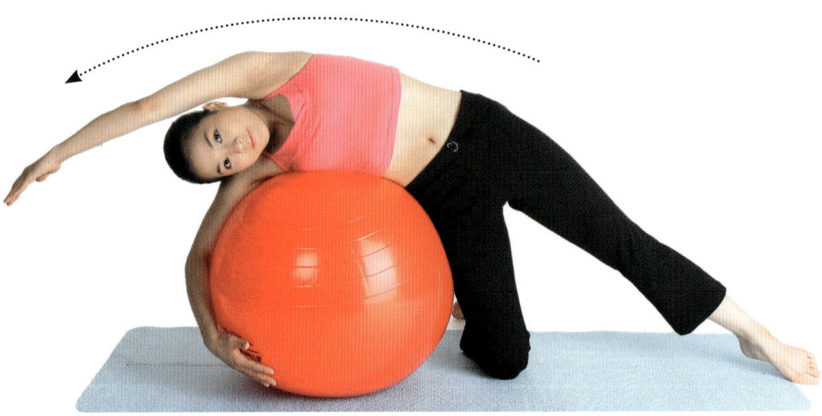

• 用左臂抱住减肥球前端，使脸和前胸紧贴减肥球。同时放松颈部和背部。

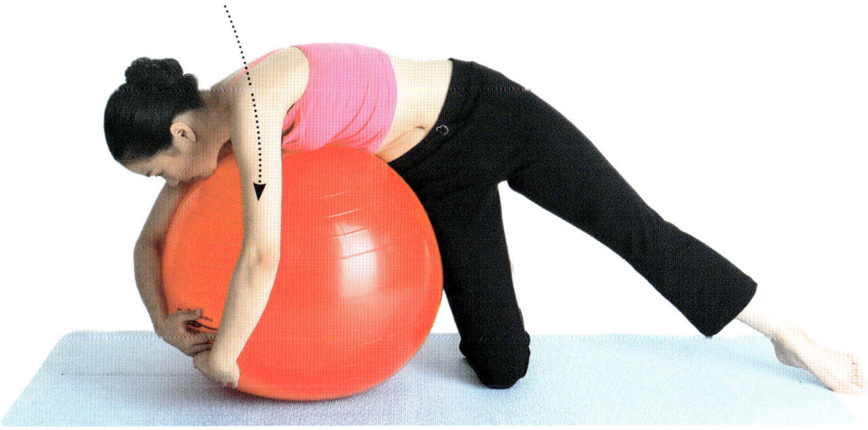

• 左臂向身后伸直，以伸展胸部和肩膀。同时视线移向左手手指方向。

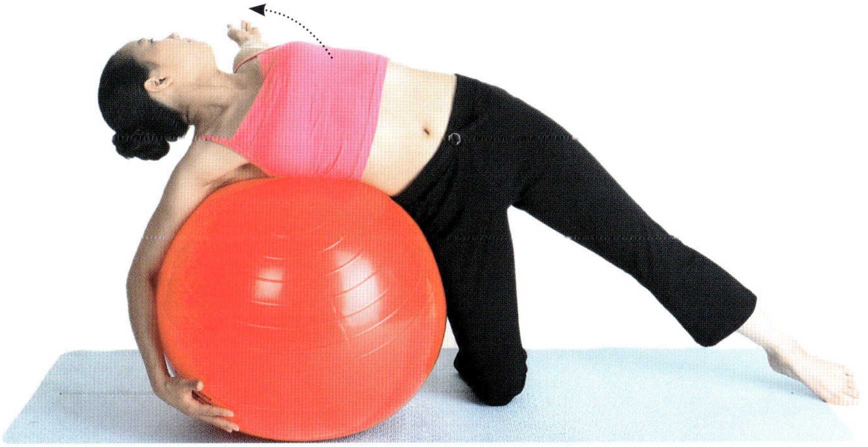

07 脊椎扭转伸展Ⅰ，松弛全身肌肉 •中级 · 5遍

扭转脊椎，同时头部和骨盆转向反方向，以刺激胸部、肩膀和颈部肌肉的运动。通过该运动可以缓解脊椎的紧张，使腰部和臀部肌肉最大限度地舒展，消除臀部、骨盆和背部赘肉，还能缓解这些部位的疼痛。

How To

- 躺下，使背部着地。同时双腿放到减肥球上。双臂向两边伸直，膝盖弯曲成直角，并将双腿稍微分开。
- 吸气、呼气的同时，用力收紧腹部，使得腰部紧贴地面。同时颌首，使颈部伸直。这时注意肩膀和耳朵不能碰触地面。

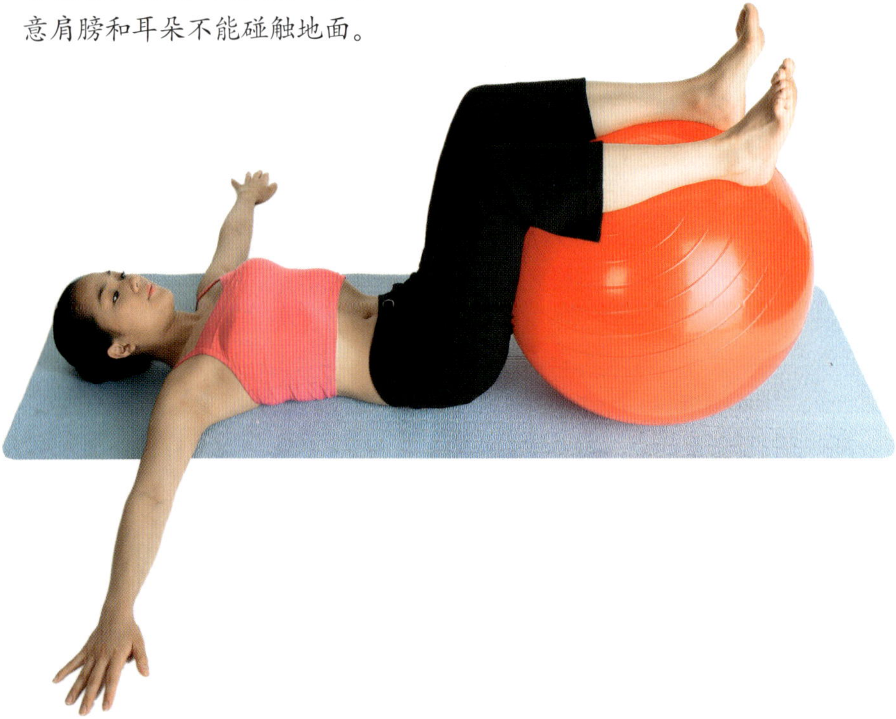

• 双腿慢慢向左边倾斜，同时头部偏向右边。肩膀轻轻下压以保持背部紧贴地面。

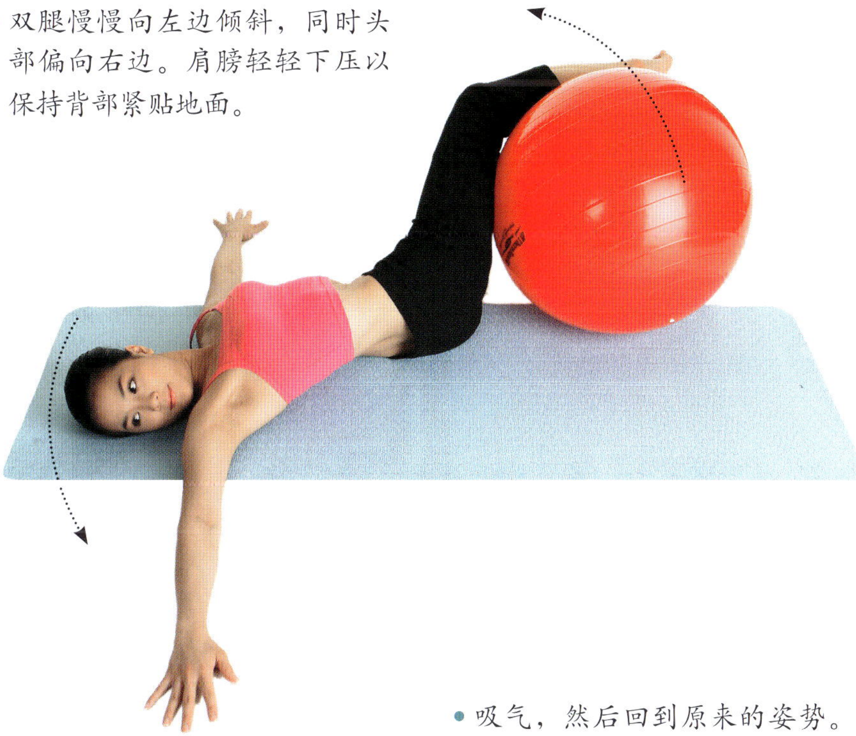

• 吸气，然后回到原来的姿势。反方向重复同样的动作。

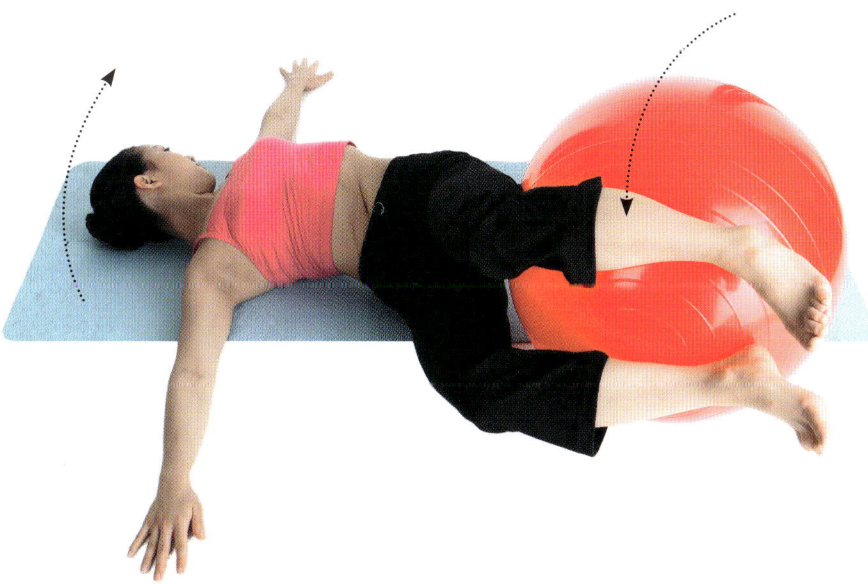

08 脊椎扭转伸展Ⅱ，舒展和放松全身 ·中级 · 5遍

趴在减肥球上，扭转身体，从而带动脊椎转动的伸展运动。该运动可以缓解脊椎的紧张，放松胸部和肩膀，从而缓解身体疲劳，使身体达到舒展和放松。注意呼吸的同时，视线跟随身体移动。

How To

- 趴在减肥球上，双手和双脚着地，四肢分开比肩膀稍宽。同时颈部伸直，视线向下。吸气、呼气的同时，收紧腹部，以给腰部支撑。

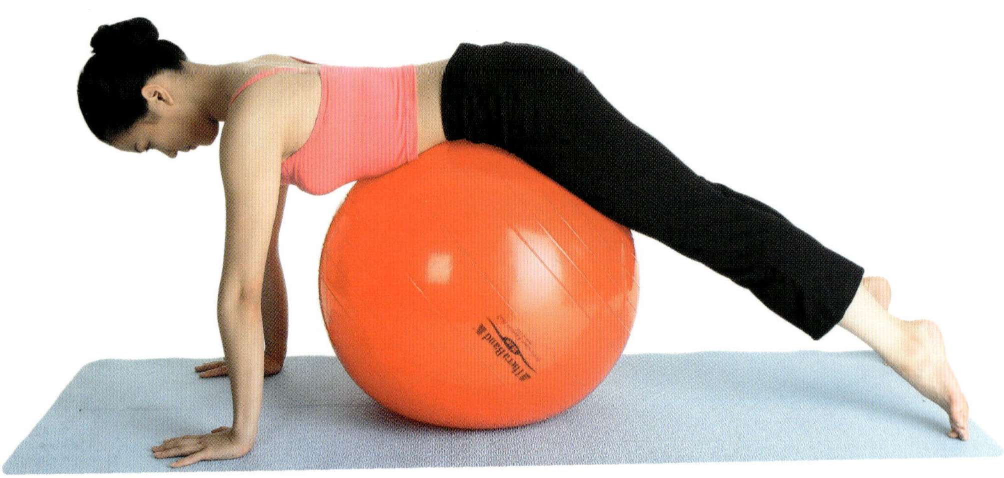

- 右手放到左臂内侧靠近球的地面上。

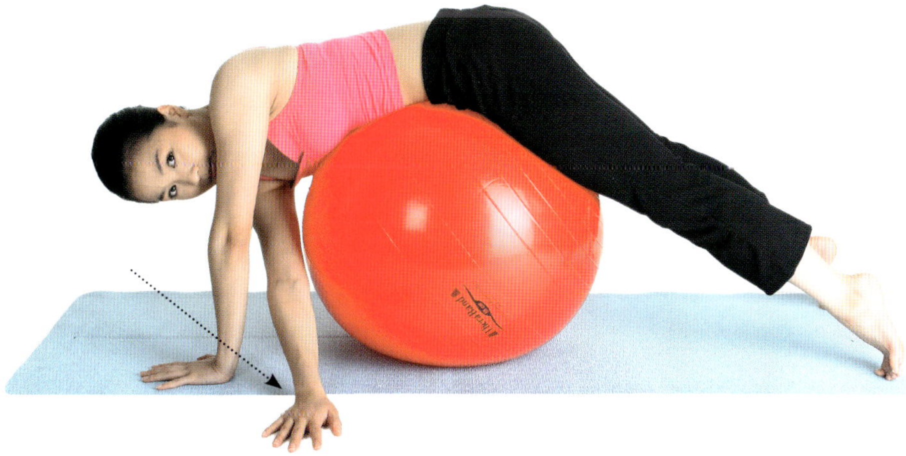

- 呼气，同时抬高左臂向后伸直。这时脊椎也一起扭转，视线跟着手的方向移动。然后回到开始姿势，反方向重复同样的动作。

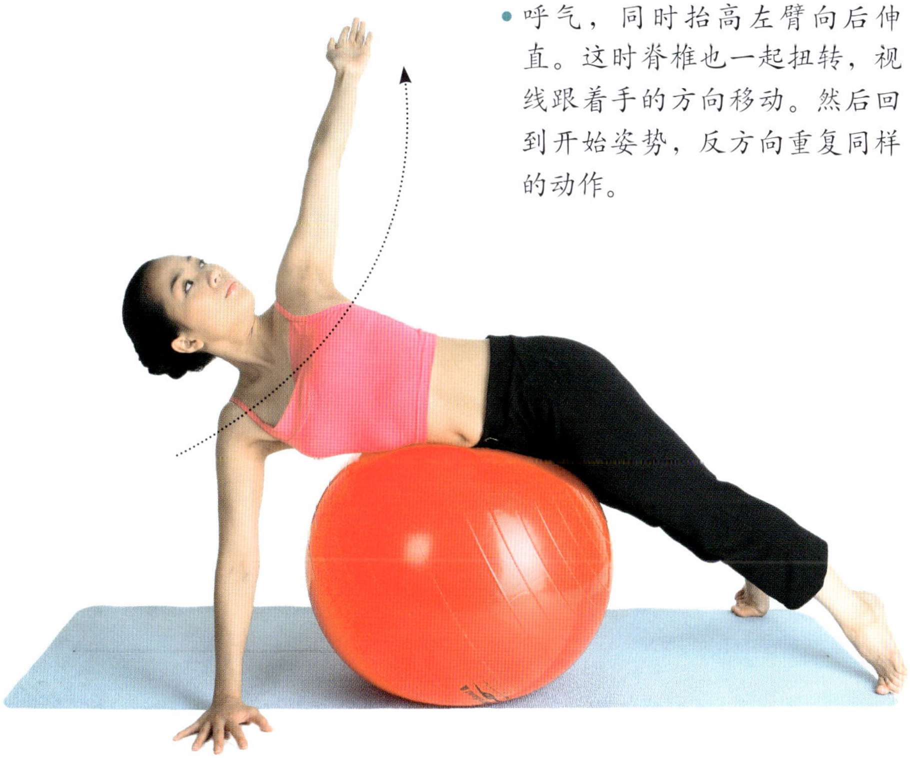